EDAF
MADRID - MÉXICO - BUENOS AIRES

LA REFLEXOLOGIA

Una guía de la teoría y la práctica de la reflexología: el arte de restaurar la salud del cuerpo mediante técnicas especiales de masaje aplicadas a los pies.

DOREEN E. BAYLY

LA REFLEXOLOGIA

EL ESTIMULO DE LAS FUERZAS CURATIVAS DEL CUERPO MEDIANTE EL MASAJE DE LOS PIES

«PLUS VITAE»

Título del original inglés:
REFLEXOLOGY TODAY

Traducido por:
RAFAEL LASSALETTA

Dirección en Internet: http://www.arrakis.es/~edaf
Correo electrónico: edaf@edaf.net

Edaf y Morales, S. A.
Oriente, 180, nº 279. Colonia Moctezuma, 2da. Sec.
C. P. 15530. México, D. F.
Dirección en Internet: http://www.edaf-y-morales.com.mx
Correo electrónico: edaf@edaf-y-morales.com.mx

Edaf y Albatros, S. A.
San Martín, 969, 3.º, Oficina 5.
1004 - Buenos Aires, Argentina
Correo electrónico: edafal3@interar.com.ar

9.ª edición, mayo 2000

Depósito legal: M. 19.251-2000
ISBN: 84-7166-936-6

PRINTED IN SPAIN — IMPRESO EN ESPAÑA

Gráficas COFAS, S. A. Pol. Ind. Prado de Regordoño - Móstoles (Madrid)

INDICE

AGRADECIMIENTOS

Deseo expresar mi agradecimiento a todos los que con tanta paciencia me han ayudado a preparar este libro para su publicación. También deseo dar las gracias a Alan Raddon por su ayuda en el diseño de los dibujos y reunión de las ilustraciones; a M.J. Vukovic e Ian Dawson por las fotografías.

DEDICADO A

la memoria de Rowena Mummery por su ayuda e inspiración

PREFACIO A LA PRIMERA EDICION

Como respuesta a las numerosas peticiones urgentes de un libro sobre la terapia de la reflexología, publico aquí mis experiencias como pionera en Gran Bretaña desde que me formé bajo la dirección de Miss Eunice D. Ingham, en América. Durante este tiempo, se han estudiado y observado cuidadosamente los casos y resultados obtenidos con la habilidosa aplicación de la terapia en numerosos pacientes. Por tanto, antes de que me tomara la libertad de enseñar había acumulado una gran reserva de conocimientos.

Cuando en 1966 regresé a Inglaterra, comprobé que la gente consideraba el tema con completa indiferencia. Me resultaba algo sorprendente, tras haber visto el ansia que mostraban los americanos por este tratamiento. Pasaron algunos meses antes de que me confiaran siquiera un par de pies.

Cuando se introduce un nuevo tratamiento y su noticia se extiende por recomendación, el progreso suele ser lento, puesto que los resultados han de justificar las afirmaciones que sobre él se hacen. Pero con el tiempo el éxito llega a todas las cosas buenas, y hoy en día es grato saber que mis estudiantes están practicando con muchas personas en Gran Bretaña y en el continente europeo. De hecho, lo han extendido a todo el mundo.

Toda la información que incluyo en este libro sobre la teoría y la práctica de la reflexología, y los beneficios de la salud resultantes, está basada en mi propia experiencia y la ofrezco a todos los estudiosos serios que deseen practicarla correctamente para que puedan ser de la máxima ayuda a los otros y a sí mismos.

Espero que todas las personas que me han pedido que escriba

este libro encuentren en él todo lo que desean saber respecto a la técnica de la reflexología y que les sirva como libro de referencia al que puedan acudir siempre que se encuentren en duda en cómo tratar determinada situación. Teniendo esto en mente, incluyo una sección sobre casos de personas que han sido tratadas por mí, que aunque no son muy numerosos espero que la información sirva de ayuda a los estudiantes que tengan que decidir cuál es el mejor modo de tratar un caso similar.

Cualquier referencia a otra autoridad es reconocida siempre con nombre y fuente.

DOREEN E. BAYLY
Londres, febrero de 1978

INTRODUCCION

Ahora que se ha despertado el interés del público sobre el tema del tratamiento de los trastornos corporales por medio de los reflejos, los libros sobre el tema están saliendo continuamente al mercado. Una parte de la información está lejos de ser precisa, bordeando casi la esfera de la quimera. He intuido la necesidad de publicar un libro que proporcione una descripción clara y de sentido común de cómo actúa la reflexología, así como la gama de trastornos que pueden tratarse con su uso. Mi escrito se basa en años de experiencia y no es una refundición de los escritos de otros. La alta tasa de éxitos es empírica, y no está basada en teorías vagas y sin comprobar.

El objetivo de este libro es proporcionar al estudioso y al público un entendimiento claro de la reflexología, de cómo funciona y de por qué se diferencia de otras terapias. El alcance de la obra, y su amplísima gama de beneficios, es notable. Mediante el masaje de los puntos reflejos de los pies, se produce un incremento de la circulación sanguínea. También se produce una relajación de la tensión en todo el sistema nervioso. Así se libera la tensión que el cuerpo está sufriendo y se recupera el flujo normal de energía. De este modo, el cuerpo vuelve gradualmente al equilibrio normal que necesita para la salud perfecta.

La reflexología no es una panacea, sino un medio de ayudar al cuerpo a alcanzar un equilibrio perfecto en todas sus funciones y en todos los sistemas. Si abarca todo el cuerpo ello es fundamentalmente porque influye en todas las áreas en las que un debilitamiento de la circulación haya permitido que la materia de deshecho interfiera con el flujo libre de las fuerzas vitales necesarias para la vida. Todo el cuerpo es estimulado a renovarse, de modo que todos sus procesos actúen en armonía. El masaje del punto reflejo de los pies producirá una estimulación de las fuerzas curativas que están latentes en el cuerpo, y al influir sobre los diversos sistemas —circulatorio, glandular y nervioso— se puede ayudar mucho a la normalización de las funciones que operan en todo el organismo.

La reflexología es también del máximo valor como medio de diagnosis. Es fantástica para este fin: se aplica rápidamente y es precisa. Mediante la comprobación de los diversos reflejos de los pies, el grado de dureza dará una lectura parecida de cualquier órgano o área que se encuentre en estado de desorden.

El estudio de la reflexología se basa en un conocimiento de la anatomía y la psicología. Los que tengan escaso conocimiento, o ninguno, de las funciones del cuerpo, tendrán que estudiarlo necesariamente para poder utilizar el método reflejo en todo su poder. Es aconsejable empezar con algún libro de texto básico y luego ir pasando poco a poco a obras más avanzadas. Se ha acumulado tanto conocimiento sobre el cuerpo humano en todos los aspectos de la salud y la enfermedad, y tan grande es el número de volúmenes escritos sobre él, que es difícil que el estudiante decida los libros de medicina que debe estudiar. El progreso con la reflexología puede empezar desde el momento en que el estudiante lee este libro y empieza a practicar con unos pies. Conforme el estudiante adquiere mayor conocimiento del cuerpo humano, su trabajo se irá haciendo más competente.

El trabajo del reflexólogo es una experiencia fascinante; los resultados se ven con gran rapidez, a menudo, mientras se está dando el tratamiento. Una persona puede venir a recibir tratamientos con apariencia deprimida y cansada, pero conforme se le está dando el masaje en los pies y mejora la circulación, además de relajarse la tensión, cambia toda la actitud de la persona. El rostro demostrará estar recuperando la vitalidad, y en este cambio podrá verse que el trabajo ha empezado a restaurar las energías agotadas, aunque pueda ser necesario dar varios tratamientos más para completar el alivio de la condición.

No hay ningún límite con respecto al número de tratamientos necesarios; variará de acuerdo con el tipo de trastorno y la cantidad de tiempo que se ha sufrido. Con frecuencia el problema desaparece con mayor rapidez cuando es de origen reciente. Ha de recordarse que el tejido dañado o perjudicado ha de ser reemplazado con el estímulo del cuerpo mediante la terapia, y cuando la reparación que hay que hacer es muy grande el tiempo de recuperación será largo.

Si analizamos previamente los procesos básicos con los que opera la fuerza vital de un organismo vivo, veremos que los billones de células que lo componen se encuentran en un constante estado de crecimiento y decadencia. En el organismo en crecimiento la formación de células debe ser mayor que la destrucción. Para que exista salud, el crecimiento de las células deberá ser igual al número de células muertas. En la madurez, se debe mantener el equilibrio entre las dos. Cuando el cuerpo pierde la capacidad de mantener este equilibrio envejece toda la estructura. La reflexología puede ayudar mucho a detener el proceso de envejecimiento, al estimular los sistemas nervioso y vascular, asegurando así un mejor suministro de sangre.

1. ¿QUE ES LA REFLEXOLOGIA?

Las preguntas «¿Qué es la reflexología?» y «¿Cuáles son los procesos que tienen lugar en el cuerpo?» han recibido varias explicaciones como respuesta. Probablemente, dos o tres procesos se ponen en funcionamiento mediante el uso del masaje de compresión que contribuye a los notables resultados obtenidos. Indudablemente, aún tenemos mucho que aprender acerca de la restauración de la salud mediante la estimulación de determinadas zonas de los pies a los que se les ha aplicado un masaje en profundidad.

La disolución y dispersión de los cristales depositados en los reflejos, que interfieren la circulación sanguínea y producen congestión, es la teoría usual con la que se quiere explicar lo que realmente sucede. En mi opinión, también hay un impulso eléctrico liberado por un masaje de presión sobre un reflejo tierno y también hay un flujo de energía sutil que produce el notable retorno de la vitalidad en el paciente incluso mientras está aún recibiendo el tratamiento. Esto varía con la sensibilidad del individuo.

Creo que el impulso eléctrico actúa sobre el cuerpo del mismo modo que el estímulo luminoso actúa sobre la retina del ojo. El Dr. John N. Ott, del Roswell Park Memorial Institute, Center for Light Research en Buffalo, Nueva York, junto con otros científicos, ha investigado mucho el efecto de la luz sobre el cuerpo. Se ha demostrado que la acción del espectro completo de luz sobre la retina del ojo, en donde se encuentran las terminaciones del nervio óptico, produce un impulso eléctrico que es transportado hasta el hipotálamo, de donde pasa a la glándula pituitaria, que se relaciona con las glándulas menores, activando así todas las funciones del cuerpo. En mi opinión, la operación sobre los reflejos produce resultados similares.

Tengo permiso del Dr. John Ott para citar sus conocimientos sobre el efecto de la luz en un ratón de laboratorio con tumores cancerígenos. Se descubrió que los ratones mantenidos bajo luz artificial desarrollaban tumores dos o tres meses antes que los ratones mantenidos bajo la luz del día natural. Se puede suponer que el potente impulso registrado en los ojos ayudaba ciertamente a retrasar el desarrollo del cáncer. Con respecto al flujo de vitalidad sutil, éste se vincula con la parte etérica del hombre que produce una armonía entre los cuerpos etérico y físico. No hace mucho tiempo hablaba con un biólogo muy bien conocido, una de las principales autoridades sobre el sistema linfático. Este sostenía la teoría de que la energía espiritual viaja por el líquido intersticial del sistema linfático que cubre todo el organismo.

Aún hay muchas cosas que descubrir, pero sabemos que tenemos en las manos una terapia maravillosa que en el futuro se desarrollará como uno de los métodos más importantes de curación natural.

2. LA ESTRUCTURA DE LOS PIES

El pie es una maravilla de ingeniería. Los huesos están formados de modo que combinen una gran fuerza con un amplio grado de flexibilidad. Todo el que vaya a trabajar con los pies debería tomarse todo el tiempo suficiente para estudiar su anatomía.

El tarso está formado por siete huesos, uno de los cuales, el talo, toma el impulso del peso del cuerpo desde la tibia y el peroné, en la pierna, y distribuye este peso entre los huesos del talón y del tarso, que entonces pueden enviar el peso a los metatarsos y falanges. Por el número de estos huesos (hay diecinueve), pueden tener tanta flexibilidad y fuerza.

La planta del pie se compone de capas de músculos fibrosos y de ligamentos, siendo el principal el plantar largo. Bandas de músculos atraviesan y unen estas capas de un modo maravilloso. La arteria plantar se eleva por la parte superior del pie para convertirse en el arco plantar y desde ahí ramificarse a arterias más pequeñas que llevan el suministro de sangre a cada dedo del pie. El pie tiene también un buen suministro de nervios y glándulas linfáticas.

Cuando tratamos los pies, es necesario producir una presión suficiente para poder obtener resultados, pero el masaje pesado e implacable durante un largo período de tiempo perturba también el funcionamiento. Miss Eunice Ingham me dijo en una ocasión: «Si trabajas demasiado tiempo sobre el reflejo estás deshaciendo el bien que ya habías hecho.» Suele decirse que un caballo fatigado al que se le pega continuamente terminará demasiado cansado para responder al castigo. Podemos trazar aquí un paralelismo con el peligro de trabajar excesivamente sobre los pies. Uno de mis estudiantes me contó un caso, que menciono en otra parte del libro, sobre una mujer a la que se le desarrolló un absceso en un pecho por un daño grave en el reflejo del pecho en el pie. Por tanto, el tratamiento duro de un reflejo puede causar problemas en el órgano tratado.

Aconsejo un tratamiento de una media hora. Hay que prestar una atención especial a los reflejos doloridos, pero si la benignidad no accede al cabo de unos minutos de masaje, será mejor dejar el tratamiento y dar a esos reflejos un tratamiento especial en la siguiente visita.

Otra cosa que hay que recordar es que la textura y sensibilidad de los pies varía de un individuo a otro. Una persona muy tensa tendrá con frecuencia un tipo más delgado de pies y responderá con mayor rapidez a la presión sobre los reflejos más profundos. Debemos estar dispuestos siempre a pensar y decidir qué es lo mejor para cada individuo. Necesitamos estar alerta y ser responsables ante las pistas que nos dé la reacción a la presión de los reflejos del pie.

Las zonas y reflejos cruzados

En primer lugar hay que estudiar y memorizar las zonas (véanse los diagramas al final del libro). Dentro de ese marco de referencia, localizamos las áreas sobre las que hay que trabajar. Las zonas son líneas que recorren toda la longitud del cuerpo. Hay cinco a cada lado de la línea medial. A ambos lados de la línea media está la zona uno, y pasando hacia los lados del cuerpo se encuentran las zonas dos, tres, cuatro y cinco. Nuevamente se repiten las zonas en los brazos y piernas. La zona uno va hasta el pulgar y la zona cinco hasta el meñique. En las piernas y el pie las zonas son las mismas. Dentro de estas zonas el flujo de energía se vincula con los órganos de esa zona. Si un área está en situación de transtorno, toda la zona puede verse afectada. En ocasiones, el dolor se manifestará en un punto distante de su origen, al haber pasado a otra parte de la zona.

Las manos tienen los mismos reflejos que los pies, pero no están tan claramente definidos porque son mucho más móviles, pues los pies se encuentran limitados en los zapatos. Sin embargo, hay que tener siempre presente la posibilidad de trabajar sobre las manos, lo que será importante cuando por algún motivo los pies no puedan recibir tratamiento. En los casos de herida o amputación de un pie, se puede obtener un gran alivio con un masaje de las manos. También en los casos de los ancianos que no pueden alcanzar sus pies es posible que obtengan alivio a diversos dolores utilizando el conocimiento de los reflejos de las manos. He conocido muchos de esos casos.

Hay otra serie de reflejos cruzados que son muy importantes. Están entre el hombro y la cadera y el codo y la rodilla. Hay que recordar siempre estos reflejos cruzados para utilizarlos cuando sea necesario. Los resultados serán notables. En el curso de mi trabajo, he visto casos en que, por una herida dolorosa del pie, la mano y el brazo del mismo lado se habían vuelto extremadamente dolorosos, por la conexión simpática entre la mano y el pie. Utilizando el método cruzado de masajes pudimos obtener un alivio rápido.

Uno de los muchos casos que respondieron al método, fue el de una señora que por una caída tenía una fractura de muñeca. La llevaron a un hospital donde le pusieron una escayola. Al volver a casa tenía un dolor extremo y me pidieron que fuera a verla. Al llegar, miré inmediatamente el tobillo del mismo lado del cuerpo en que se había producido la fractura. Tal como esperaba encontré que el tobillo estaba hinchado y muy sensibilizado, se debía a la reacción simpática entre el tobillo y la muñeca. El masaje reflejo en el pie fue complementado con un masaje completo de la zona del tobillo, obteniendose buenos resultados. Se le alivió el dolor de la mano y la muñeca y también la sensibilidad del tobillo.

Recuerde siempre, que, con gran frecuencia, un estado puede ser aliviado utilizando el conocimiento de los reflejos cruzados para acelerar la recuperación. Cuando estudie la reflexología, familiarícese siempre de modo completo con el marco de referencia de las zonas y los reflejos cruzados. Ese conocimiento formará la base de su éxito (véase diagrama).

3. COMO DAR UN TRATAMIENTO

La comodidad del paciente es muy importante. A la persona que recibe el tratamiento, una silla que pueda reclinarse le ofrece la posición ideal. Si hubiera que utilizar un diván de tratamiento, tendrá que ponerse una almohada bajo la cabeza y otra bajo las rodillas del paciente. La habitación debe estar caliente. En el caso de una mujer que lleve una falda, deberá utilizarse una toalla para recubrir las piernas, pues la pérdida de calor hace que el cuerpo se vuelva más tenso y para este método la relajación es esencial.

Cuando visite a pacientes en sus propias casas, tendrá que improvisar. Un sillón de brazos puede ser adecuado, con un escabel u otra silla para las piernas. Usted se sentará sobre una silla baja o un escabel, si le es posible, para trabajar con comodidad sobre los pies.

La experiencia le enseñará que es importante obtener la confianza de un paciente. Pregúntele si siente incomodidades al presionarle determinadas áreas, y también durante cuánto tiempo le ha estado molestando su transtorno. Explíquele que las respuestas a estas preguntas pueden ayudarle a usted a diagnosticar los órganos que tienen problemas, y que con una serie de tratamientos podrá recuperar muy pronto la salud.

Tome el pie derecho en su mano y empiece a masajear el dedo gordo del pie. Habrá estudiado los diagramas y sabrá ya que los dedos contienen los reflejos de la cabeza. Trate de visualizar que los dos pies colocados juntos representan el cuerpo humano, aunque en una forma diferente. Con una esquina de su pulgar presione en los tejidos para encontrar el reflejo sensibilizado, que es sólo una pequeña área. Su movimiento combinará presión y masaje. Puede utilizar el pulgar y los demás dedos. (Deberá tener las uñas bien cortadas) para el masaje de compresión, pero es mejor siempre que le sea posible utilizar tan sólo el pulgar. Conforme vaya avanzando sobre las plantas de los pies y localice los reflejos, deberá observar el grado de incomodidad. Manténgase también atento a la cantidad de presión necesaria para obtener una respuesta en el reflejo. Este movimiento no se adquiere fácilmente. Para alcanzar una fase de plena eficacia, es necesario un entrenamiento en un seminario de reflexología bajo la guía de un practicante cualificado. La testura de los pies es muy variable, por lo que se necesitan presiones variables. El entrenamiento y la observación cuidadosa le darán la experiencia y sensibilidad necesaria para obtener los mejores resultados.

El tiempo de duración del tratamiento es importante, porque hay que dar masaje suficiente, pero no excesivo. En el primer tratamiento el tiempo debería ser de unos veinte minutos. Si hay alguna reacción del paciente deberá notarla. Usualmente se siente cansado al día siguiente, porque el cuerpo ha sido estimulado para arrojar materia de desecho a la corriente sanguínea. En el siguiente tratamiento el tiempo podrá extenderse hasta treinta minutos: es decir, quince minutos por cada pie. Deberá ser comprobado cada reflejo, y los que sean muy sensibles tendrán que recibir unos minutos extras de masaje. Gradualmente, los dolores serán menores y el practicante podrá pasar a otra zona. Siempre que le sea posible realice al final el ejercicio de relajación. Consiste en presionar el reflejo del plexo solar y mover los pies al unísono con la respiración lenta del paciente. Este ejercicio se enseña en todos los seminarios.

Cuándo no debe darse tratamiento

La reflexología es una terapia de notable seguridad, pero hay ocasiones en que es aconsejable ser cuidadoso en su aplicación.

Es importante recordar que al tratar a niños hay que utilizar una presión muy diferente, mucho más ligera que la que se da a los adultos. Para un niño de sólo unas semanas, es suficiente usar un dedo y acariciar suavemente el pie. Conforme el niño crece se puede utilizar mayor presión, cuyo grado dependerá del juicio del practicante. También hay que tener cuidado en el caso de una joven que se acerque a la pubertad. En este tiempo el sistema glandular se halla en un estado de aumento de la actividad, por lo que la sobre-excitación no es aconsejable.

Tuve una estudiante que tras ir a casa después del primer día de clase, atendió y trató a su hijita, que creo que tenía entonces unos diez años. Descubrió entonces que los reflejos de la niña eran muy tiernos, especialmente en los riñones, ureter y vejiga. Teniendo la impresión de que todas las zonas doloridas debían ser tratadas hasta que desapareciera la sensibilidad actuó sobre ellas durante demasiado tiempo. Debería haberse dado cuenta de que la condición estaba producida por la edad de la niña. El caso es que la envió a la cama y la niña tuvo incontinencia durante toda la noche, se debió, claro está, a la excesiva estimulación que había recibido. Conozco también otro caso en que un tratamiento duramente aplicado al comienzo de la menstruación fue la causa de que el período fuera casi continuo durante las cuatro semanas del ciclo.

Recuerde que los pies de los niños son más sensibles a nuestro trabajo que los de los adultos, por lo que deberá tratarlos de acuerdo con este principio.

Recuerde que los casos de problemas cardiacos crónicos deben ser tratados con cuidado en el reflejo del corazón hasta que la condición de todo el cuerpo haya respondido al tatamiento y el tono muscular haya mejorado por el tratamiento continuado sobre los reflejos de las glándulas suprarrenales y otras glándulas endocrinas.

Recuerde que si le piden que trate un caso de trombosis, tendrá que obtener el consentimiento del doctor que esté llevando el caso. Es posible que el doctor no desee ninguna forma de estimulación en su paciente.

4. LAS GLANDULAS

Hace poco tiempo, un estudiante me hizo la siguiente pregunta: «¿Por qué habla usted tanto sobre glándulas y órganos blandos del cuerpo y tan poco sobre el esqueleto?». Mi respuesta fue que todo el cuerpo necesita de la sangre para vivir. Ninguna parte del cuerpo puede sobrevivir como una parte viva sin la sangre que es llevada hacia el hueso a través de las aberturas glutitivas para alimentar el tejido reticular. Las glándulas dependen del suministro de sangre, y la sangre depende del correcto funcionamiento de las glándulas: así de complejos son los procesos que se producen dentro del organismo. El sistema glandular tiene muchísima importancia. Las secreciones producidas por las glándulas son muchas, variadas y esenciales para la vida. Aunque algunas de ellas siguen siendo hoy en día poco conocidas.

La glándula pituitaria

La pituitaria ocupa el primer lugar entre las glándulas y controles de todo el sistema glandular. Es la primera célula que se forma en la concepción. Por esta razón se la llama glándula maestra. Está situada en el centro de la cabeza y en la base del cerebro, en una depresión conocida como *sella turcica* del hueso esfenoide. El tamaño de la glándula es el de un guisante, y sin embargo está dividida en dos lóbulos, cada uno de los cuales segrega hormonas con funciones diferentes. Está ensombrecida por el hipotálamo, a través del cual son controladas las secreciones de la pituitaria.

El tiroides

El tiroides está controlado por la pituitaria. A su vez, el tiroides controla las glándulas menores y es responsable del crecimiento, la energía y el pensamiento claro. El tiroides tiene también un estrecho vínculo con los órganos reproductores.

El paratiroides

Son unas pequeñas glándulas endocrinas que controlan la distribución del calcio en el cuerpo. Son cuatro glándulas, situadas en la parte posterior del tiroides. La PTH, hormona producida por la glándula del paratiroides, regula el contenido de calcio en el cuerpo y su distribución a los diversos órganos. Si estas glándulas enfermaran y fueran incapaces de funcionar, los huesos se ablandarían y podrían romperse. Si el paratiroides fuera eliminado durante una operación de tiroides, se produciría un espasmo de tétanos que podría ser peligroso si no se diera un tratamiento inmediato. El desequilibrio del paratiroides es responsable, en gran medida, de la incidencia de la artritis.

El páncreas

La glándula que está sobre la línea central del cuerpo y segrega enzimas para la digestión de los contenidos del intestino delgado se llama páncreas. También produce una hormona, la insulina, en las islillas de Langerhans. Si la hormona no fuera producida, se desarrollaría la diabetes mellitus, que es el nombre que se le suele dar a la diabetes del azúcar.

Las suprarrenales

Son las glándulas situadas sobre los riñones que segregan la adrenalina de la médula suprarrenal. La corteza suprarrenal produce la cortisona. Las secreciones glandulares son responsables del tono muscular, energía y crecimiento.

Las gónadas

Los testículos masculinos producen semen y segregan hormonas que promueven el crecimieno y el desarrollo sexual secundario.

Los ovarios femeninos producen óvulos y hormonas que controlan el desarrollo sexual y el estrógeno, regulando así el ciclo menstrual.

5. TRASTORNOS QUE DEBEN SER TRATADOS EN EL DEDO GORDO DEL PIE

Migraña

Esta condición puede tener varias causas:

Ocupacional. La migraña puede ser un riesgo ocupacional cuando se trabaja en condiciones de tensión o se realiza algún trabajo que implica tensión ocular, tensión en las zonas occipital o cervical de la cabeza y el cuello.

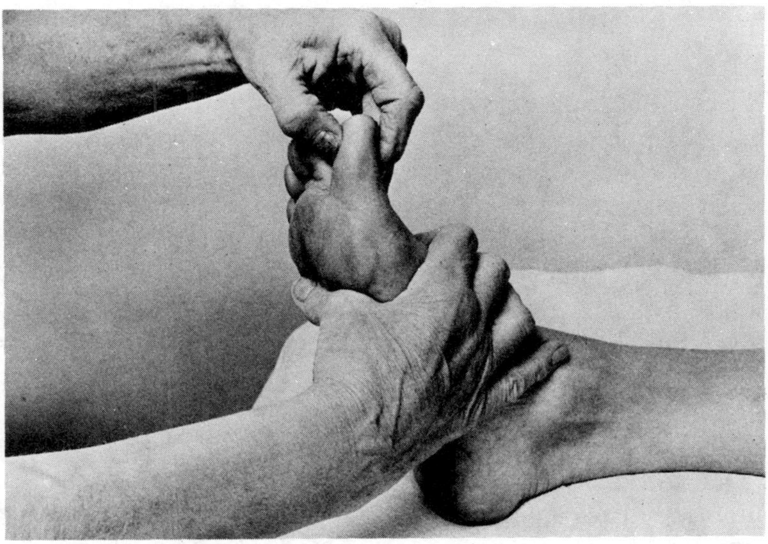

El reflejo de la pituitaria

Condición hepática. Produciendo una mala eliminación de la bilis. En este estado, la dieta suele jugar un papel de importancia. Puede agravarse con una ingestión excesiva de grasas. Las alimenticias también pueden estimular un ataque.

Tensión, producida por un temperamento muy nervioso. Las dificultades menstruales pueden producir un ataque en algunas mujeres.

Tratamiento

Masaje del dedo gordo, trabajando hacia el interior y también hacia el exterior, especialmente el área del exterior y la zona de los dedos de modo que se elimine la tensión en el reflejo cervical. Habrá que prestar atención al reflejo del hígado y al reflejo del colon. Es muy importante tratar el plexo solar para relajar al paciente. Deberá darse también un tratamiento general para equilibrar el cuerpo y tonificarlo.

Polio

Se cree que la parálisis que sigue a un ataque de poliomielitis está producida por el daño recibido durante el ataque en la glándula pituitaria. El grave desequilibrio de la glándula perturba las glándulas menores que están bajo su control. Miss Eunice Ingham afirma que al tratar esos casos descubrió en el reflejo de la pituitaria el grado mayor de blancura y sensibilidad que había visto nunca. Ayudó a muchos jóvenes a volver a andar. Recientemente he visto mejoras en casos en que el ataque de polio se había producido veinte años antes.

Tratamiento

Dar un tratamiento general que ayude al cuerpo a recuperar su equilibrio normal y un suministro sanguíneo a todas las zonas, pero sin dejar de dar el mayor masajeo posible en el reflejo de la pituitaria. Preste también gran atención a todo el reflejo de la columna verte-

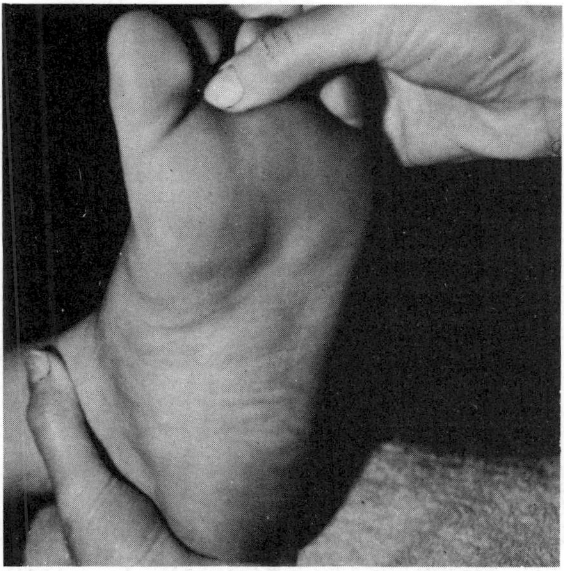

El reflejo del ojo

bral, y trate siempre el reflejo del colon para asegurar la eliminación saludable.

Ojos

El tratamiento de los transtornos de los ojos se da en la base de los dedos: zonas dos y tres. El masaje debe darse bajo los dedos. Deberán percibirse las partes blandas y sensibles, y si el área dolorida está cerca del dedo gordo, ello podría ser indicación de inflamación en el conducto lagrimal.

La glaucoma es un transtorno que suele responder al tratamiento. En algunos casos, tras una sola serie de tratamientos la presión del globo ocular volverá a ser la normal. Claro está, todo dependerá de cuánto tiempo haya sufrido el problema la persona; y en el caso de que hubiera existido una operación quirúrgica el estado tardaría más tiempo en recuperarse. Trabaje siempre los reflejos de los riñones, que están en la misma zona que los de los ojos. El problema puede agravarse por el mal funcionamiento de los riñones, que podría ser el causante de una cantidad excesiva de ácido en el cuerpo.

El nervio óptico. Este nervio tiene su origen en el hipotálamo y se extiende hasta la parte posterior del ojo. Las terminaciones nerviosas están encerradas en la retina. Diversas situaciones pueden afectar al pleno funcionamiento del nervio, como un golpe fuerte en la cabeza o una caída que produzca una severa sacudida en la cabeza y el cuello. Los transtornos renales, e incluso la presión de las uñas de los pies que crecen por dentro, pueden interferir gravemente en el reflejo del nervio óptico. Hay muchas notables recuperaciones registradas. Yo misma he tratado esos casos con gran éxito.

Cataratas. En muchos casos, las cataratas pueden aliviarse con un masaje de reflexología proporcionada por un período de tiempo, con atención especial a los reflejos de los riñones y el colon. Creo que el estado se puede agravar a causa de insuficiencias alimenticias, por lo que es aconsejable pedir a las personas de edad que tomen suplementos vitamínicos como alimentos nutritivos, puesto que son particularmente proclives a este desorden.

Uno de los casos que yo traté fue el de una mujer de más de noventa años. Respondió con cierta mejora de su visión, que continuó, hasta que con la edad extrema, la vista falló junto con su salud general al final de su vida.

La reflexología se puede utilizar para mejorar la salud de una persona, de modo que tras sufrir una operación se pueda recuperar rápidamente. Uno de estos casos fue el de una señora aquejada de cataratas que tras una terapia de reflexología decidió prudentemente someterse a cirugía. Aunque tenía más de ochenta años, pasó la experiencia y quedó con una vista perfecta. Después expresó su sorpresa de sentirse tan bien, afirmando que su estado general era el mejor desde hacía muchos años.

Tratamiento

Dar masaje en el reflejo del ojo una o dos veces por semana y seguir siempre con un tratamiento general en ambos pies. Cualquier blandura o sensibilidad en la zona del intestino delgado y el colon deberán ser cuidadosamente trabajados. Tampoco deben olvidarse nunca los riñones, pues la salud general en todo el cuerpo es muy importante en estos casos.

Oídos

La sordera responderá al tratamiento en algunos casos, pero no en todos. Si hay gran cantidad de tejido cicatrizado, debido posiblemente a cirugía o a un accidente, el estado sólo mejorará en cierta medida. Si la sordera se debe a una situación nerviosa puede servir de ayuda la mejoría de la salud general mediante un tratamiento de ambos pies. La atención especial a la zona cervical del reflejo de la columna vertebral aliviará la tensión en la parte posterior del cuello. La preocupación, con la tensión resultante y también el cansancio excesivo aumentarán este tipo de sordera.

Otro transtorno que contribuye a la sordera es una infección catarral de la trompa de Eustaquio. El reflejo está entre los puntos reflejados del ojo y del oído. Si está presente una infección, este punto estará extremadamente sensibilizado.

Heridas en la cabeza

Casos de dolor grave, resultado de conmoción, fractura craneal o laceración grave, que han producido la producción de muchos tejidos cicatrizados pueden encontrar un tremendo alivio con una serie de tratamientos. Si la herida se hubiera producido varios años antes, durante algún tiempo habrá que dar un tratamiento que relaje el tejido cicatrizado. Tuve el caso de una mujer que había recibido una conmoción grave en su adolescencia, de la cual tenía un dolor continuo (véase en el apéndice de la historia la paciente). En ocasiones, el dolor de cabeza alcanzaba una intensidad insoportable. Cuando vino a mí en busca de ayuda era de edad mediana. Recibió tratamiento durante un período de tiempo. Al principio sólo se producían breves períodos de mejoría en el dolor, pero conforme continuaron los masajes con tratamientos semanales el dolor fue disminuyendo gradualmente, y los períodos en que estaba libre de dolor se fueron haciendo más largos, hasta que terminó por recuperarse.

Un punto que debe recordar, cuando trate casos de heridas en la cabeza: compruebe siempre el crecimiento interno de las uñas. A esta señora le aconsejamos que fuera a su pedicuro que corrigiera las uñas y eliminara cualquier presión. La mejoría fue inmediata. la presión constante de la uña interfiere en el reflejo de la pituitaria. Están registrados muchos casos de estas características en los que se ha obtenido alivio mediante la aplicación cuidadosa de un tratamiento de pedicuro.

Hemorragia cerebral

Se llama así al estado en que se ha roto algún vaso saguíneo en el cerebro. La causa más frecuente suele ser la tensión alta con endurecimiento de las arterias. En ocasiones, la causa puede ser la tensión baja. La tensión fuerte en el plexo solar producida por la preocupación y la tensión mental puede ser un factor contribuyente. En ocasiones, el desequilibrio del cuerpo inducido por un colon enfermizo o una mala función renal puede producir la formación de depósitos de calcio.

El tratamiento mediante el masaje de los reflejos de los pies deberá darse lo más rápidamente posible. He tenido resultados notables y hay muchos casos registrados de tratamiento dado por otros practicantes con gran éxito. Dando un masaje de comprensión en los dedos gordos de los pies así como en otras áreas importantes, se ayuda al mantenimiento de la circulación sanguínea, llevando oxígeno a las células cerebrales que morirían rápidamente sin él. Si se proporciona ayuda, sin retraso, el paciente no sólo mostrará signos de recuperación, sino que impedirá la parálisis.

Tratamiento

Trabajar los dedos del área del cerebro y el reflejo de la pituitaria. Hay que masajear el área de los cervicales para prevenir la formación de tensión en la parte posterior del cuello. El reflejo del corazón necesita masajes para que aquél pueda superar la tensión que se le impone. El reflejo del plexo solar debe recibir atención especial para relajar la tensión y tranquilizar al paciente. He visto un paciente que recuperaba la capacidad del habla y la capacidad de enfocar los ojos en veinte minutos cuando se utilizó el masaje de reflejos en sus pies. El paciente acababa de tener una apoplejía. Recuerde siempre que ha de hacerse todo lo posible, hablando de modo tranquilizador al paciente, el cual puede ser consciente de su condición e incapaz de hablar el mismo. Y *no* discuta la condición del paciente con otra persona cuando aquél pueda escucharlo: la audición es con frecuencia el último sentido que se ve afectado.

En los casos en que la apoplejía se haya producido algún tiempo antes, se dará el mismo tipo de tratamiento, con masajes en todo el pie y masajes extra de los reflejos suprarrenales, para ayudar a tonificar los músculos y ayudar al cuerpo a recuperar los tejidos perdidos. Hay que estimular al paciente a esforzarse para posibilitar todos los movimientos. A veces la recuperación es lenta.

(Para más detalles de los casos anteriores, remítase por favor a los historiales de casos que se incluyen al final de este libro.)

6. EL REFLEJO ESPINAL

Una parte muy importante del tratamiento de los pies es el reflejo espinal. La espina dorsal puede ser considerada como una extensión del cerebro. Los nervios llevan impulsos de todas las partes del cuerpo al cerebro por medio de la espina dorsal. Este transmite los impulsos del cerebro que controlan y dirigen todas las funciones en el cuerpo.

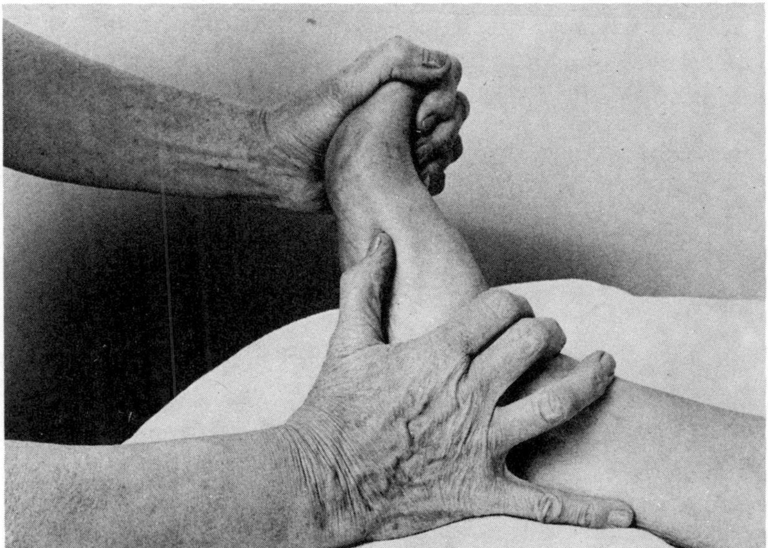

Posición para dar masaje al reflejo espinal.

Tras trabajar los dedos gordos de los pies, es aconsejable tratar la longitud del reflejo espinal y observar cualquier zona sensibilizada. Esas zonas le podrán ser de gran utilidad cuando tenga que valorar la condición del paciente. Las antiguas heridas, posiblemente de muchos años, se mostrarán ahí y podrá vincularse con el trastorno que está siendo tratado. Recuerde que hay un vínculo peculiar entre la cabeza y el cóccix. En ocasiones, un dolor de cabeza se aliviará trabajando el área del reflejo cóccix, que puede haber sido herido mucho tiempo antes. Cuando atraviese el reflejo espinal con el pulgar, compruebe las variaciones en las líneas de reflejo, pues en algunas personas estará en el lado del pie y en otras estará casi debajo de la planta.

La mayor parte de los pacientes que vienen con problemas de espina dorsal responden al tratamiento de un modo notable. En algunos casos de dolor persistente, debido a algún tipo de herida, he podido producir una recuperación completa del dolor y de la rigidez incluso aunque éstos persistieran durante muchos años. A menudo, tras un accidente de coche la espina se ha «doblado», produciendo una curvatura lateral. En estos casos, se puede proporcionar un gran alivio a la tensión presente e incluso se puede enderezar algo la columna conforme la tensión se va liberando.

7. LA IMPORTANCIA DEL TIROIDES Y DEL PARATIROIDES

El tiroides es un órgano de dos lóbulos que está situado delante de la traquea, flanqueándola por ambos lados. Sus funciones son de gran importancia. Cualquier estado de desequilibrio en el tiroides produce trastornos. Su secreción es la tiroxina, que controla el metabolismo, el crecimiento y el desarrollo sexual.

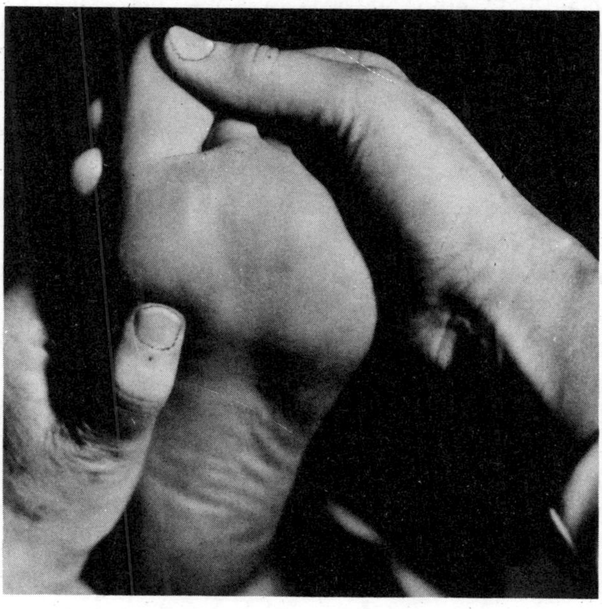

Masaje del reflejo del tiroides

La hipersecreción crea hipertiroidismo:
1) Acción del corazón elevada
2) Condición exoftálmica elevada

La hiposecreción crea:
1) Bocio: crecimiento de la glándula
2) Hipertiroidismo (cretinismo) mixedema
3) (a) Tensión sanguínea y tasa cardíaca baja
   (b) Temperatura corporal baja

El tratamiento reflexológico, al actuar aliviando la causa fundamental del transtorno, puede ayudar al cuerpo a recuperar el equilibrio correcto. Por lo tanto, si la función del tiroides es hiperactiva o hipoactiva, el tratamiento será de gran valor para la recuperación del estado normal. Masajear siempre profundamente la prominencia que hay bajo el dedo grande del pie cuando se trate una perturbación del tiroides, observando las partes que sean más sensibles. El pleno funcionamiento del tiroides depende de la total ingestión de oxígeno por los pulmones para una ejecución máxima. Vemos de nuevo, por tanto, la importancia que tiene las interdependencia de un órgano sobre otro para que todo funcione en armonía. No olvidar el estrecho vínculo entre los órganos reproductores y el tiroides. Trabajar siempre sobre los reflejos del ovario o testículos, siguiendo luego con el tratamiento sobre el reflejo del tiroides. Las células que forman la estructura de los órganos reproductores y el tiroides se dice que son de tipo similar, y hay siempre una vinculación muy íntima entre ellas. El tejido del tiroides es también del mismo tipo que el de la glándula pituitaria.

Traté el caso de una mujer de unos cincuenta años que vino a verme por un persistente problema de tiroides. Cuando tenía dieciocho años se había operado por una hiperactividad de la glándula. Evidentemente, habían eliminado una gran parte de la glándula y todo su metabolismo seguía afectado. Se sentía deprimida y comenzó a desarrollar un crecimiento maligno en el útero a mitad de su vida. El tratamiento quirúrgico del crecimiento tuvo éxito y la enfermedad no se produjo. Su aspecto era de gran debilidad. El color de la piel era malo, tenía exceso de peso y se movía con lentitud. Se quejaba de constante presión en la parte superior de la cabeza como si llevara allí un gran peso. Como tenía un trabajo de gran responsabilidad, no podía seguir un tratamiento de reflexología prolongado, pero contrató de antemano ocho visitas. Su condición mejoró desde el primer tratamiento. Dijo que la presión de la cabeza se le alivió enseguida. Se volvió más activa y la depresión la abandonó. Al final de los ocho tratamientos dijo que se encontraba muy bien. En los dos años siguientes, contactó conmigo de vez en cuando para decirme: «Me encuentro muy bien y muy agradecida por la ayuda que me dio.»

Paratiroides

Recuerde siempre el importante papel que juega el paratiroides en el metabolismo del cuerpo. El calcio, el fosfato, el magnesio y los iones de citrato (moléculas que llevan una carga eléctrica) mantienen los procesos del cuerpo en equilibrio, y cada uno tiene una función vital que realizar. Son transportados en el líquido extracelular (plasma, líquido intersticial). Estas sustancias son esenciales para los huesos, la formación de los músculos y la producción de energía. La regulación del nivel celular y líquido del calcio en el cuerpo es controlada primordialmente por la glándula paratiroides.

Cuando dé tratamiento en los casos de artrítis, no olvide nunca dar masajes en los reflejos del paratiroides.

8. LA CABEZA

El estudio del cuerpo en relación con la aplicación de la terapia de reflexología debe empezar por la cabeza. Es absolutamente importante: el cerebro controla todo el cuerpo y es la sede de la conciencia. Se entenderá, por tanto, que cuando se da un tratamiento por masaje de compresión en los dedos de los pies, que contienen los reflejos de la cabeza, serán las primeras partes que han de ser tratadas. Los

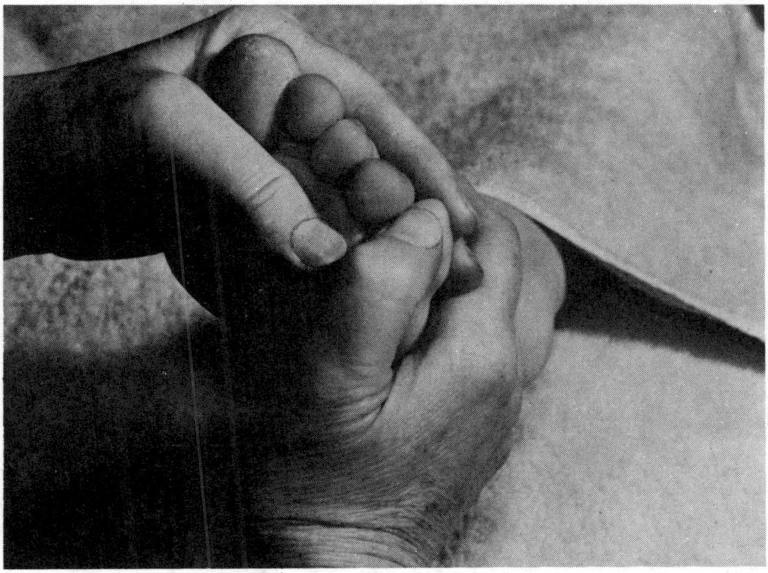

Cómo sostener el pie para masajear el reflejo de los senos

dedos pequeños de los pies se relacionan con los senos de las cavidades frontal y nasal de la cabeza.

Suelen necesitar ayuda cuando hay infección, como en caso de resfriado o cuando el cuerpo está tratando de eliminar venenos y desechos excesivos del cuerpo en forma de descarga mucosa. Ha de entenderse que la infección en el tracto respiratorio se produce porque la resistencia del cuerpo es baja y los desechos del sistema proporcionan un cultivo conveniente para el desarrollo de las bacterias.

Para masajear el dedo gordo del pie, primero trate la parte superior, que se relaciona con la parte superior del cerebro. Luego vaya pasando a la importantísima pituitaria, la glándula maestra. La estimulación por medio de un masaje de compresión puede ayudar a la regulación de los varios procesos en las secreciones de la glándula.

9. EL CORAZON

El corazón es un órgano muscular que durante toda la vida del organismo bombea la sangre por el cuerpo sin cesar. La reflexología puede ser muy útil en diversos trastornos del corazón, y como el tratamiento se da a través del reflejo en el pie izquierdo, o mano, su uso es muy seguro.

El método de tratamiento varía de acuerdo con la naturaleza de los problemas de corazón. En los casos en que todo el cuerpo se halla en un estado de mala salud, con mal tono de los músculos, el músculo del corazón estará en la misma condición. Será necesario un tratamiento general durante un período de tiempo para mejorar la salud general, con especial atención al reflejo del colon.

La mala circulación persistente es una condición que responderá a la terapia. Una paciente mía que había sufrido de mala circulación toda su vida, con graves sabañones todos los inviernos, se recuperó completamente y aquéllos desaparecieron para no volver. Previamente había acudido a muchas clínicas de salud sin conseguir ningún alivio.

He visto a muchos ancianos aquejados de acrocianosis (extremidades azuladas) que han respondido tan bien al tratamiento reflejo que el trastorno desapareció con varios tratamientos en los que se estimuló la circulación. La salud general de estos ancianos mejoró en un grado notable.

Si alguien sufriera un grave ataque cardíaco, hay que trabajar lo más rápidamente posible sobre el reflejo del corazón en el pie izquierdo. Hay muchas historias notables sobre personas que han caído al suelo aparentemente muertas, y han revivido con un masaje profundo en el reflejo del corazón. El impulso ha sido suficiente para estimular una vez más al corazón.

En los casos de taquicardia hay que relajar al paciente dándole un tratamiento completo en los pies, con especial atención al plexo solar, antes de masajear el reflejo del corazón. Si se da primero el masaje al reflejo del corazón, probablemente aumentará aún más la velocidad del pulso, por lo que hay que proceder con cuidado.

En los problemas persistentes en los ancianos, proporcioné un tratamiento general sobre los reflejos con una presión moderada y sólo unos minutos al principio en el reflejo del corazón. El tiempo puede aumentarse gradualmente conforme mejore la situación. A los que decidan trabajar consigo mismos, les diría que al principio trataran suavemente el reflejo del corazón. Conocí a un hombre que trabajó sus pies y masajeó durante mucho tiempo el reflejo del corazón. Tuvo una reacción grave y hubo de reposar en cama durante una semana.

Una persona con un corazón débil puede sufrir una grave distensión del colon, especialmente en el transversal, en donde empieza a ascender a la zona del bazo. Si se acumulara una gran cantidad de flato bajo el corazón y el estómago, la condición podría ser grave por culpa de una mala peristalsis del colon. Se sabe que por esa causa se han producido fallos cardíacos.

10. LOS PULMONES

Son los órganos del sistema respiratorio y están situados a ambos lados de la cavidad torácica. Forman parte de los medios necesarios para la vida, porque controlan el proceso de toma del aire, mediante el cual la sangre recibe su oxígeno. Los pulmones son también uno de los principales sistemas eliminadores del cuerpo. Sin la respiración correcta, el cuerpo no puede mantener la buena salud. La tensión grave puede producir un efecto serio en los pulmones, disminuyendo su capacidad de obtener suficiente aire, y por tanto suficiente oxígeno. En una tensión o shock graves, se produce un espasmo del músculo del diafragma, impidiendo que los pulmones se expandan plenamente. Cuando por la tensión, durante un largo período, se respira incorrectamente o superficialmente, se produce un daño, y ésa es sin duda una de las causas que contribuyen al asma.

Se debe dar un tratamiento general en el centro del pie, bajo los reflejos dol ojo y el oído. Suele necesitarse una presión bastante profunda, pero como en los demás casos el practicante puede guiarse por la respuesta del paciente. El masaje puede darse también en la parte superior del pie, en la base de los dedos pequeños, y alrededor del área del cuello de los dedos gordos. Luego hay que trabajar el reflejo del plexo solar el tiempo suficiente para eliminar de él cualquier tensión. Si se encuentra allí alguna sensibilidad, aunque la persona no sea consciente de ningún problema en los pulmones, podría ser el resultado de una enfermedad anterior, incluso de la niñez, como neumonía, pleuresía o quizá tuberculosis.

Conocí a un hombre de 50 años que sentía gran incomodidad cuando le trabajaba el reflejo de pulmón izquierdo. Al preguntarle, me enteré de que había sufrido de tuberculosis del pulmón izquierdo cuando era un niño pequeño, y aunque estaba completamente curado, el tejido cicatrizado seguía manifestándose como una zona sensible al tacto.

Asma

Exige un tratamiento general con masaje extra de las regiones de la pituitaria, pulmones y plexo solar. Trabajar también alrededor de la zona del cuello del dedo gordo, y entre las zonas uno y dos, en la parte superior del pie, que está al Lado del reflejo superior de los pulmones. Prestar atención a la glándula suprarrenal masajeando el reflejo de los riñones. El paciente de asma necesita siempre más cortisona, para ayudar a los músculos de los pulmones, que se encuentran bajo tensión. Para que el cuerpo elimine las toxinas y materias de desecho, es necesario un masaje completo del reflejo de la válvula ileocecal, así como del colon e intestino delgado.

Si presta ayuda a un paciente de neumonía, proporciónele un masaje en los reflejos de los pulmones, pituitaria, plexo solar y corazón. Trabaje también la válvula ileocecal, pero no incluya en el tratamiento el hígado ni los intestinos hasta que el paciente se esté recuperando de la fase aguda.

11. LOS RIÑONES

Estas glándulas están a ambos lados del cuerpo, en la segunda y tercera zonas. Son unos mecanismos delicados y complejos que segregan orina, agua, sales, urea y cuerpos ácidos. Se dice que los tubos microscópicos de la corteza de unos riñones miden muchos kilómetros. Desde los riñones descienden los dos uréteres hasta la vejiga. Son delgados, del tamaño de un lápiz, y cuando la vejiga está infectada pueden contagiarse la infección. Esta condición puede subir por los uréteres poniendo en peligro los riñones, o los tubos pueden bloquearse parcialmente con los sedimentos, mucosidades e inflamación. En tales casos la persona sufrirá un gran dolor, pasando la orina con intervalos frecuentes. La extensión de la infección se deberá a la débil condición de las glándulas linfáticas de la ingle, lo que les impide luchar contra el trastorno.

Si es posible, el tratamiento de masaje de los reflejos deberá darse tres veces por semana. Además del masaje general, deberá trabajar los reflejos de la pituitaria, uréter, riñones y vejiga. Pero las áreas más importantes para el masaje son los reflejos de los nódulos linfáticos de las ingles. El área que hay sobre el pie y alrededor del tobillo por abajo debe recibir la concentración del masaje con los pulmones y dedos, y luego con el talón de la mano, con el fin de estimular la acción linfática.

Mis métodos para el tratamiento del sistema urinario comienzan con un masaje del reflejo de la vejiga, ascendiendo lentamente por los uréteres hasta los riñones y suprarrenales. Existen registradas muchas recuperaciones notables con la correcta aplicación de la reflexología.

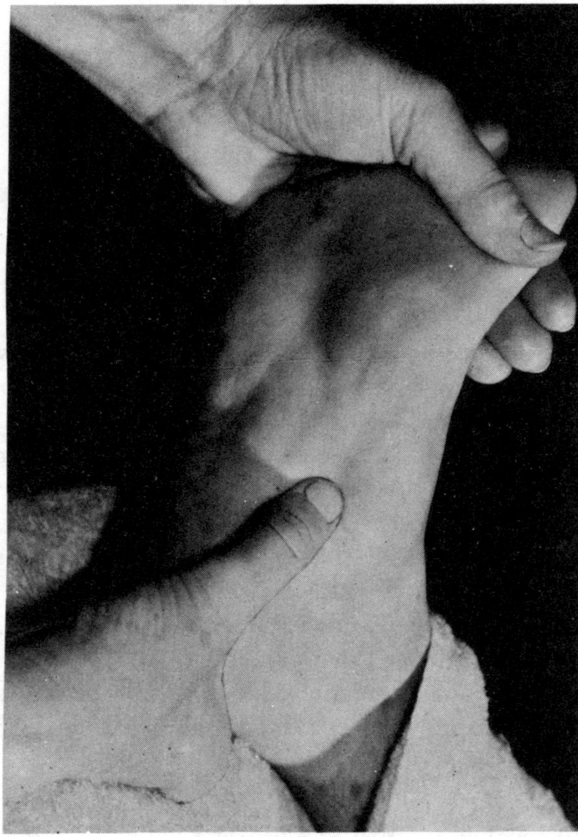

El reflejo del uréter

Para cualquier tipo de problema ocular, no olvidar nunca trabajar el reflejo de los riñones.

En ciertos casos, mediante el masaje de los reflejos es posible estimular el riñón para la eliminación de cálculos renales. Estos casos deben ser tratados con sumo cuidado. Primero hay que dar masaje en el reflejo de un riñón, hasta que haya descargado las piedras. Luego se repite el proceso en el área del otro riñón.

12. EL HIGADO Y LA VESICULA BILIAR

El hígado es el órgano más grande del cuerpo, y se encuentra en las cinco zonas del lado derecho de la línea media, y el lóbulo izquierdo en las zonas uno y dos del lado izquierdo. Pero el reflejo se encuentra en el pie derecho, a la derecha del reflejo del plexo solar.

El hígado tiene muchas funciones, y la inusual característica de ser capaz de reproducir una gran parte de sí mismo si se la elimina quirúrgicamente. Es una zona importante en la que están implicados muchos otros órganos y debe tratarse cuidadosamente al examinar un paciente nuevo. Cuando hay una congestión grave del hígado, al presionar el reflejo, el dolor será extremo. Recuerde siempre que debe tratar ese caso con cuidado y no dar una presión prolongada o fuerte en el primer tratamiento, explicando al paciente que serán necesarios varios tratamientos para eliminar tal estado.

El reflejo de la vesícula biliar está al lado izquierdo del reflejo del hígado. En los casos en que se piense que hay cálculos biliares, el área mostrará una gran sensibilidad dolorosa a la presión. Si existe una insuficiencia hepática con exceso de bilis, el paciente se quejará de dolor de hígado. El tratamiento del reflejo de la vesícula biliar debería proporcionar alivio, pero deberá tratarse varias veces para la recuperación saludable del hígado y la vesícula. No olvide que cuando ha habido una operación quirúrgica con eliminación de vesícula, habrá tejido cicatrizado que puede dar lugar a tensiones e incomodidades que también pueden aliviarse con el masaje.

Recuerde siempre que debe comprobar la zona en toda su extensión si el origen de la dolencia es oscuro, pues el dolor puede deberse a otro órgano y manifestarse en una parte diferente. Acudió a mí una mujer con un problema de hígado que la aquejaba desde hacía mucho tiempo. Le estaba produciendo dolor en la rodilla, pantorrilla y tobillo. El dolor le pasó con un masaje del reflejo del hígado en el pie.

También tuve el caso de un hombre aquejado de dolor continuo en la parte posterior de la rodilla, en las zonas segundas, durante varios años. Todo este tiempo le habían estado tratando varios doctores. También había recibido tratamiento de osteopatía y fisioterapia, pero el dolor no se aliviaba. Al acudir a mí, parecía en baja condición. El dolor le obligaba a caminar lentamente y tenía que subir las escaleras parándose a cada escalón. Se quejó de problemas oculares, y su vista parecía muy escasa. Me dijo que el dolor en la parte trasera de la rodilla persistía día y noche. Le di tratamiento y al presionar el reflejo del hígado sintió un dolor agonizante. Durante todo el tiempo que me pareció aconsejable, traté en profundidad los reflejos del hígado y vesícula biliar. También le di un tratamiento general en ambos pies y el reflejo del ojo estaba muy dolorido. Al final de la sesión, el hombre se levantó diciendo que no le dolía la rodilla. Era un caso concreto de dolor en la zona del hígado a la rodilla, por la congestión del órgano. Seguimos con tratamiento a intervalos semanales. El hombre se recuperó completamente de lo que sin duda había sido una congestión grave del hígado. La salud de sus ojos mejoró también notablemente. Es digno de tener en cuenta que el problema en el ojo, hígado y rodilla (el dolor se presentaba con mayor gravedad en las zonas segunda y tercera de la rodilla) era en realidad un dolor referido a la misma zona. El hombre era cocinero, y en su trabajo tenía que freír muchas cosas; no es irrazonable suponer que, además de comer imprudentemente, había absorbido por la piel una cantidad de aceite a la que su hígado no podía enfrentarse.

No debemos olvidar que todas las partes del cuerpo interaccionan entre sí. Todas se unen para componer una estructura completa. Al tratar un órgano vascular grande como el hígado, tenga en cuenta la importancia del tono muscular. Un hígado poco saludable puede afectar seriamente toda la circulación. A los pacientes que vengan por vez primera pregúnteles sobre la historia del problema, para conocer la naturaleza y duración del trastorno. Hay que preguntar al paciente si siente bienestar o cansancio. Una sensación de bienestar indica una rápida respuesta del cuerpo al estímulo dado, y es prueba de que está volviendo a una situación más normal.

En el caso de cálculos en la vesícula, este trabajo resulta de gran utilidad, cuando las piedras sean pequeñas. Si es posible, dé el tratamiento tres veces por semana, trabajando especialmente el reflejo del hígado. Al cabo de quince días, probablemente se habrá dilatado lo suficiente el conducto de la bilis y permitirá pasar las piedras al duodeno, desde donde saldrán del cuerpo junto con las haces. Cuando comience a evacuar las piedras, el paciente se quejará de un dolor cortante en la línea de la cintura. Cuando suceda esto,

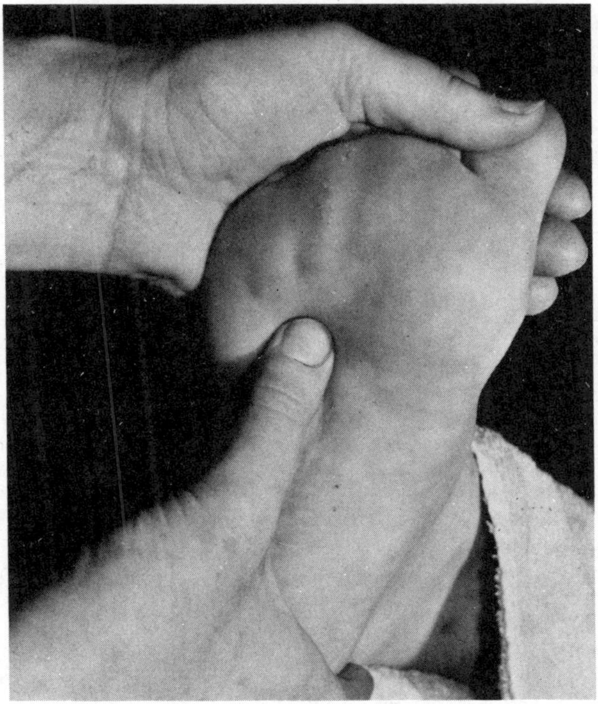

La zona del hígado y vesícula biliar

abandone el tratamiento y deje a la naturaleza evacuarlas. Si se prosigue con el tratamiento mientras el dolor es grave, el paciente sufrirá cada vez más. Dé su tiempo a la naturaleza. Cuando la incomodidad desaparezca, podrá proseguir con el tratamiento si lo desea, pero es mejor que el paciente se haga una placa de rayos X para comprobar si han desaparecido todas las piedras. Yo le pido siempre al paciente que así lo haga.

13. EL TUBO DIGESTIVO

Al dar tratamiento a una persona por primera vez, deberá comprobar si hay algún punto sensible en los órganos digestivos cuando haga la diagnosis. Puede haber trastornos desde la boca hasta el ano. El reflejo del estómago, que se encuentra en ambos pies debajo del reflejo del tiroides, a menudo será sensible si está presente alguna forma de trastorno. Incluso una comida pesada se mostrará en el reflejo del estómago como sensibilidad en la zona a la media hora de haberla ingerido. El tratamiento deberá darse en forma de masaje cuidadoso en ambos pies cuando se compruebe la existencia del problema. Empezando por el pie derecho en el reflejo del estómago, trabaje desde el centro del pie hacia abajo, para contactar con el área del píloro, que es la abertura inferior del estómago, desde donde el alimento pasa al duodeno. Un área de la parte inferior del pie contiene los reflejos del intestino delgado, y hay que dar un masaje en la zona que se muestra en el diagrama de la parte final del libro.

La importantísima válvula ileocecal, que separa el intestino grueso y el delgado, debe comprobarse siempre cuidadosamente. Si la válvula no funciona apropiadamente, pudiera ser la causa de trastornos en los senos nasales, garganta y pulmones. Si se encuentra sensibilidad en el reflejo, hay que dar un masaje extra. Recuerde siempre que el extreñimiento puede aliviarse con la reflexología, y debe ser corregido. El extreñimiento constante es el precursor de muchos trastornos. Dé un masaje cuidadoso en el colon ascendente, y al llegar a la región de la curva hepática, que está cerca del reflejo del hígado, tenga cuidado y trabaje con él antes de empezar a trabajar con el colon transversal. Me parece que muchos estudiantes sienten inclinación a trabajar con demasiada rapidez, sin dar un masaje suficiente donde el colon ascendente se convierte en transversal. Dé tratamiento al área del colon transversal primero en el pie derecho, y luego en el izquierdo. Cuando el practicante se acerca al área en donde el colon se eleva hacia la curva hepática, esa parte puede revelar la gran sensibilidad si el estado del colon en el paciente es poco saludable. El mal tono muscular provocará la acumulación de materia fecal en el área. La reflexología es valiosísima en tales casos, por la estimulación de la pristalsis, que elimina la congestión. Trabaje siempre hacia arriba, hacia la curva esplénica, antes de bajar al reflejo del colon descendente. Si el paciente está estreñido, aquí también se puede presentar dolor. Hay que tener mucho cuidado

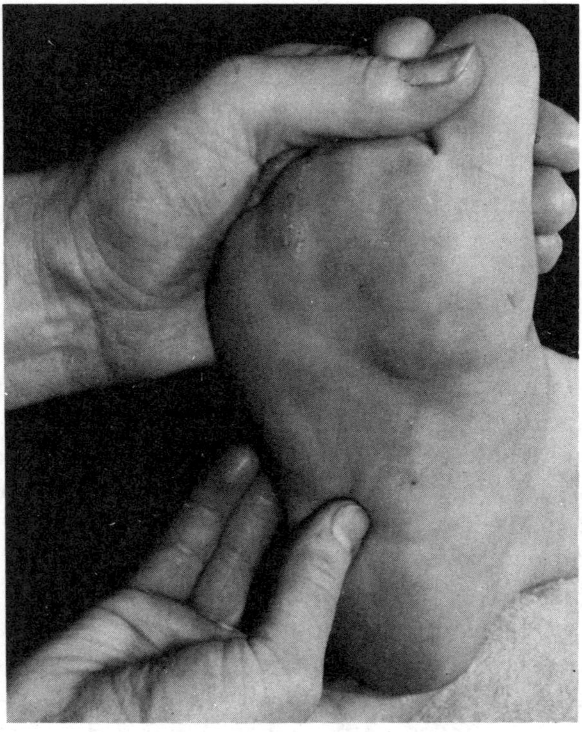

El área del intestino delgado

con el reflejo sigmoideo. En el sigmoide (curva en forma de S) suele encontrarse el problema que al final se convierte en maligno. Cruzar la parte inferior del pie hacia la zona uno, hasta el reflejo del recto que está junto al reflejo de la vejiga.

Para tratar las hemorroides trabaje la parte que está junto al reflejo de la vejiga y dé también un masaje profundo en la parte posterior de la pierna, a ambos lados del tendón de Aquiles. Si hay alguna inflamación, la respuesta será muy dolorosa.

Recuerde siempre que un colon en mal estado de salud puede ser causa de muchos trastornos del corazón, senos nasales, ulceración de las piernas y venas varicosas. El trabajo de la reflexología es valiosísimo para restaurar la buena salud del tubo digestivo.

14. EL SISTEMA LINFATICO

Hay un sistema circulatorio que trabaja en cooperación estrecha con la circulación sanguínea, aun siendo muy distinto. Por todo el cuerpo se encuentran los vasos linfáticos, que ponen en relación las glándulas linfáticas.

Los vasos que hay entre las glándulas tienen paredes delgadas y están provistos de válvulas. El plasma de la sangre fluye hacia los tejidos circundantes, en donde se convierte en líquido intersticial, nutriendo las células y recogiendo los productos de desecho. Entonces es recogido por el sistema linfático y se convierte en la linfa, que es llevada hasta las glándulas para su limpieza. Finalmente, tras ser purificado, pasa a las venas subclavianas derecha e izquierda.

¡La linfa es nuestra gran defensora! Las paredes de estas glándulas están situadas en posiciones estratégicas en el cuerpo: alrededor de la cabeza y el cuello, en las axilas e ingles. Están situadas allí para impedir que la infección se extienda por el cuerpo. El bazo, timo y amígdalas son glándulas linfáticas. En todas las infecciones, asegúrese de comprobar el área correcta y trabajar sobre ella. Si la infección estuviera en la zona de los dientes o amígdalas, hay que dar el masaje alrededor del área del cuello del dedo gordo, especialmente por la zona interior del dedo y en dirección a la parte superior del pie, trabajando profundamente en las raíces de los dedos pequeños, que son los reflejos de las glándulas linfáticas superiores. Aplicar un masaje extra al punto que hay entre el tercer y cuarto dedo, pues de este modo estimulará mucho la garganta y trompa de Eustaquio.

En una infección de la vejiga o uréter cuando haya edema en los tobillos, trabajar los tobillos con un masaje profundo pero suave.

Una presión muy fuerte dañaría los tejidos y produciría la ruptura de los capilares periféricos. He visto trozos de venas rotas en la zona que rodea los tobillos por causa de un manejo duro: ¡El signo de un mal practicante! Se puede ayudar a las condiciones de próstata y debilidad urinaria trabajando los reflejos linfáticos.

Las glándulas linfáticas de la axila están en vinculación con la mama, que se compone de glándulas linfáticas y vasos sanguíneos.

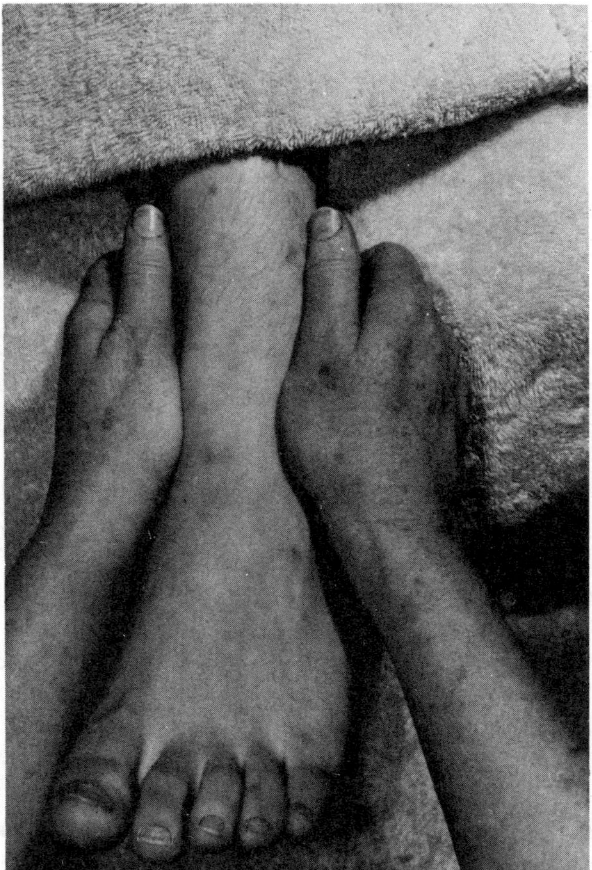

Masaje profundo del área del reflejo linfático

Para tratar un trastorno de las mamas, masajear la parte superior del pie. Buscar cuidadosamente con el pulgar o las puntas de los dedos, pues cada mama cubre todas las zonas, de la una a la cinco. Si se encuentra con un punto sensible, pregunte a la paciente si tiene un bulto en el pecho. Si existiera, estaría siempre en la misma zona que el punto sensible. Trabajar cuidadosa y completamente el área sensible y continuar el masaje en el tejido circundante por si existiera posibles bultos incipientes.

Están registrados muchos casos de éxito en la dispersión de bultos en los pechos tras el tratamiento reflexológico. Yo he tenido un gran éxito en este campo, y mis estudiantes también pueden citar numerosos casos de desaparición de la congestión.

Es tan estrecha la relación entre los reflejos de los pies y el pecho, que el daño de uno puede afectar al otro. Un practicante me contó una historia inusual: acudió a verle una mujer con un absceso en el pecho. Cuando él trató de trabajar desde el empeine, que es la zona del reflejo del pecho, ella se sintió muy mal. Pensando que el dolor era mayor que el que cabía esperar, le preguntó y se enteró de que dos o tres meses antes un portero le había dejado caer sobre los pies una pesada caja de botellas. Evidentemente, las magulladuras y el daño en los tejidos habían sido lo bastante graves para causar un impulso reflejo que actuó a la inversa de como lo hace la reflexología. Le dio tratamiento y la mujer se recuperó.

15. EL SISTEMA NERVIOSO

Los nervios son los mensajeros que llevan los impulsos al cerebro. En este libro no podemos meternos en lo intrincado de sus funciones. Baste decir que juegan un importantísimo papel en nuestro trabajo. Al masajear los reflejos, los nervios llevan el mensaje al cerebro, que a su vez lo pasa al órgano vinculado con el reflejo. Cuando está presente una tensión grave, el diafragma se halla en condición de espasmo y es incapaz de relajarse. Ello produce una presión sobre los pulmones, que no pueden expandirse plenamente. Como resultado de ello, decae la ingestión de oxígeno, reduciendo la capacidad del cuerpo para revitalizarse. Cuando la tensión se libera y la circulación de la sangre aumenta, tiene lugar un cambio notable.

Trastornos de los nervios

La ciática es uno de los trastornos nerviosos predominantes. Es la neuralgia del nervio ciático, producida muy a menudo por la presión de los nervios en el conducto espinal o por una pelvis mal alineada. Hay otras causas, como la presión de crecimiento de un órgano abdominal o la implicación de una condición artrítica. Hay que tratar el talón del pie sobre la curva ciática con una presión profunda, pues la piel de esa zona es dura. Muévase por el borde del talón hasta el tendón de Aquiles y masajee en el área hundida que hay a ambos lados del tendón, ascendiendo unas pulgadas por la pierna. Hágalo lentamente, y observe dónde se encuentra la máxima sensibilidad. Utilice también los dedos y pulgares para asir el tendón y ejercer un ligero movimiento de tirar, mientras utiliza el masaje de compresión. No masajee la pierna o el muslo, trate siempre el área del pie. No aplique calor a la pierna. Además, dé siempre un tratamiento general a ambos pies. Relajar el plexo solar mediante el masaje de su reflejo y dar también mucho masaje en el área linfática.

Neuritis

La causa de la neuritis es una inflamación de los nervios, y el dolor puede ser muy agudo. Todos los movimientos se convierten

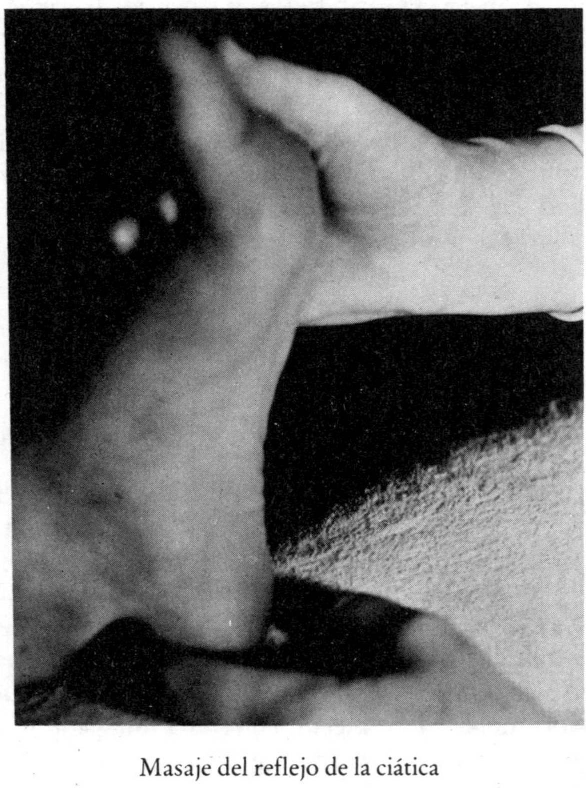

Masaje del reflejo de la ciática

en una tortura, y si el ataque es grave incapacita al paciente. No dé masaje nunca en el hombro, no ponga calor sobre él. En su lugar masajee cuidadosamente los reflejos de los pies. El dedo gordo y la base del dedo pequeño en la zona cinco deben recibir especial atención. Debe trabajarse el área del cuello del dedo gordo y girar alrededor del dedo. Dé un tratamiento general a ambos pies, y observe si hay más áreas. Utilice los reflejos cruzados, trabaje el área de las caderas en los pies, y también será útil aplicar un masaje profundo directamente sobre la cadera y muslo.

Zoster

Es una condición de inflamación de los nervios producida por un virus que ataca a los nervios periféricos. Si una persona en ese estado le solicita tratamiento, le aconsejo que no trate los pies mientras la enfermedad está en estado agudo. Las erupciones o llagas deben cubrirse con polvos de talco y vendas para evitar el aire. Es una inflamación nerviosa y el masaje del reflejo puede provocar un ataque agudo de dolor. He presenciado cómo ha sucedido esto. Cuando se hayan curado las erupciones, se puede utilizar la reflexología con gran éxito. El paciente habrá quedado agotado y en baja condición, necesitando toda la ayuda que se le pueda dar. También prevendrá el desagradable efecto que se produce después del zoster y recibe el nombre de causalgia, que es un dolor persistente que se mantiene durante años en los nervios dañados. He podido eliminar esta condición, incluso después de años de padecerla el paciente, utilizando el masaje de los reflejos durante un período de tiempo.

16. LA PIEL

Uno de nuestros sistemas de eliminación importantes es la piel. Segrega agua a través de las glándulas sudoríporas, eliminando así, urea, sales, etc. La piel, mediante la traspiración, controla el sistema de regulación de calor del cuerpo. Una piel saludable es suave, lisa y húmeda, y mediante la traspiración las glándulas y poros eliminan los productos de desecho.

La reflexología es muy útil para estimular el movimiento de la materia indeseable a través de las capas de piel. Es muy valiosa en los casos de erupciones oscuras y recurrentes.

Al principio, nuestro cuerpo ofrece gran resistencia a cualquier organismo invasor. Luego, si no puede eliminar las toxinas, o cualesquiera que sean los invasores, tiende a aceptar la condición, funcionando y viviendo junto con la sustancia extraña. La primera fase, en la que el cuerpo lucha contra el invasor, se llama «estado agudo». La segunda, en la que el cuerpo acepta la condición, se llama «estado crónico». Nuestra estimulación de los reflejos anima al cuerpo a reanudar su lucha. Los movimientos a través de las capas de piel se producen de abajo hacia arriba. De la dermis a la epidermis. Un veneno puede estar dormido en los tejidos hasta que la estimulación lo lleva a la superficie, usualmente en la forma de una erupción cutánea.

Una señora, que después se convirtió en una de mis primeras estudiantes, había sido picada por una medusa portuguesa un año antes de venir a verme. Tras el ataque se había sentido muy mal, y aún sufría cuando comencé a tratarla. Decía que tenía zonas de parálisis y entumecimiento en las piernas, además de una erupción recurrente. Cuando iniciamos el tratamiento, la erupción reapareció de forma aguda. Como era una mujer sensata comprendió que eso significaba que el veneno estaba siendo expulsado, por lo que prosiguió con el tratamiento. Al poco tiempo desapareció la erupción, lo mismo que todos los demás síntomas. Quedó tan impresionada por el modo maravilloso en que había desaparecido su problema, que decidió formarse ella misma en reflexología.

El tratamiento lo di sobre unos pies muy doloridos, aparte de la condición primordial. Ambos trastornos respondieron al tratamiento completo de ambos pies una vez por semana durante un breve período de tiempo. Recuerde siempre que como la piel cubre nuestro cuerpo, es muy importante dar un masaje cuidadoso en los reflejos suprarrenales y los riñones para facilitar la eliminación y la mejora del tono muscular. Tampoco hay que olvidar las glándulas linfáticas, que juegan un importante papel en estos casos.

17. EL SISTEMA REPRODUCTOR FEMENINO

Muchos de los trastornos que se encuentran en el útero y el ovario responden de modo notable al masaje de los reflejos. Una de las condiciones más misteriosas son las de los tumores fibroides y los

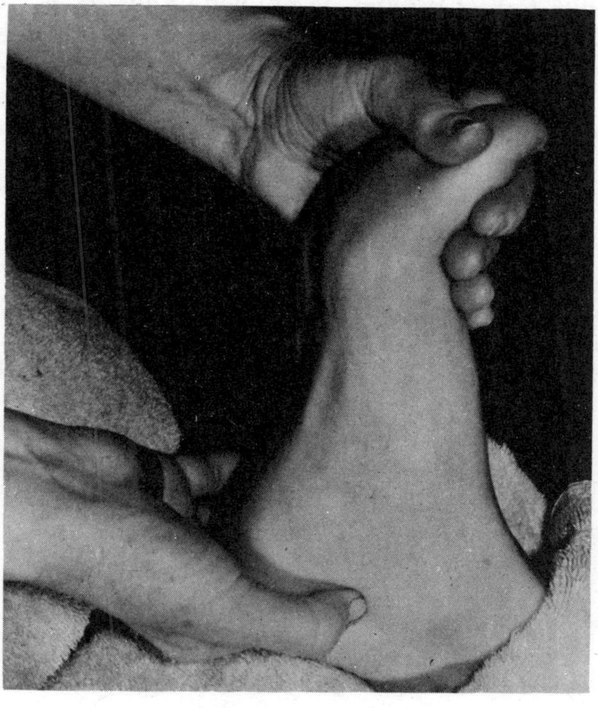

Posición para dar masaje en el reflejo del útero

quistes, pero he conocido muchos casos en los que han desaparecido del útero y los ovarios. Tuve a mi cuidado el caso de una mujer joven a la que le habían extirpado un ovario unos años antes. El probléma se manifestó en el otro ovario con mucho dolor, especialmente en la época de la ovulación. El cirujano que la atendió dijo que debía someterse a una operación para eliminar el otro ovario. También su ciclo menstrual era anormal. Sus períodos se producían cada veintiún días acompañados de grave hinchazón menstrual del cuerpo y los pechos. Iniciamos un tratamiento de periodicidad semanal y al cabo de unas semanas desapareció el dolor del ovario. Los períodos menstruales se normalizaron y la hinchazón premenstrual fue mucho menor. Hoy en día esta paciente goza de un excelente estado de salud.

El tratamiento de este caso fue semanal, con énfasis en los reflejos de la pituitaria y el tiroides, y también en los reflejos del útero, ovarios y trompas de Falopio. Asimismo incluía un tratamiento general. Para los tumores del útero se utilizaría un tratamiento similar.

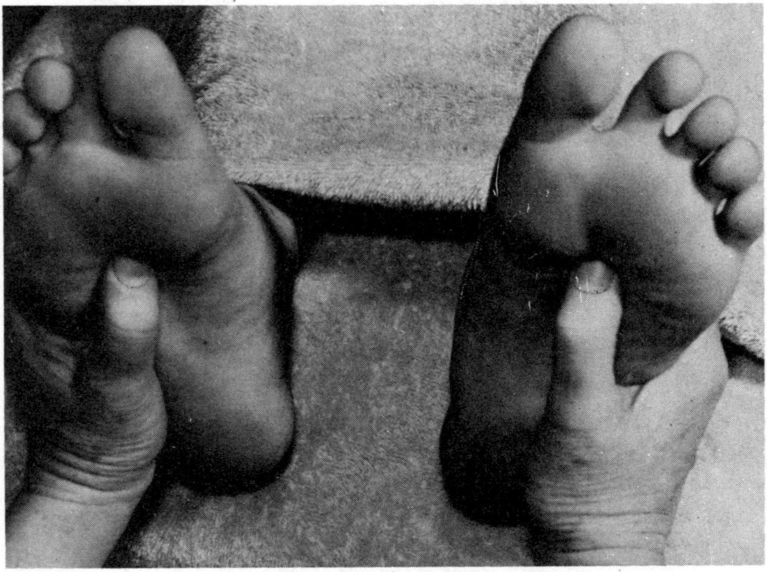

Ejercicio de respiración para relajar el plexo solar

Es importante que la mujer tenga fe en el trabajo y entienda que probablemente a los diez días de tratamiento tendrá una descarga similar a un período fuerte, pues la naturaleza está eliminando la congestión. Sin embargo, al terminar el tratamiento estará liberada de cualquier otro problema.

La reflexología es muy útil en los partos en los que las contracciones son débiles. Un doctor me contó el caso de una mujer que tenía un parto prematuro. Las contracciones se volvían muy débiles y finalmente desaparecieron. El doctor aplicó el masaje al reflejo del útero, y también a la parte posterior del tobillo, a ambos lados del tendón de Aquiles. Las contracciones se reanudaron vigorosamente enseguida, y el niño nació sano y salvo. Una estudiante me informó que obtuvo excelentes resultados ayudando en partos, masajeando a madres que se habían pasado de cuentas. En los casos de partos retrasados, la reflexología puede evitar la necesidad de inducir artificialmente el nacimiento.

La amenorrea y la menstruación escasa son condiciones en las que se puede aplicar con éxito el masaje de los reflejos. Un tratamiento completo corregirá usualmente la irregularidad, aunque haya estado presente durante mucho tiempo.

En el caso de mujeres que sufren períodos pesados habrá que trabajar los pies durante todo el mes, deteniendo el tratamiento durante el tiempo del flujo, pues puede aumentar la descarga. No es aconsejable trabajar con una mujer durante las primeras fases del embarazo, pues puede haber una debilidad en el revestimiento del útero que podría producir un aborto.

Puede haber sensibilidad en los reflejos del útero y ovario a cualquier edad. Si se ha realizado una histeroctomía, el tejido cicatrizado resultante dolerá ante la presión.

Existe siempre tensión cuando hay algún trastorno en el sistema reproductivo de la mujer, y se debe dar siempre tratamiento en el reflejo del plexo solar. Hay que emplear el ejercicio respiratorio (mencionado en la página 20); en él el practicante presiona el reflejo mientras mueve los pies al unísono con la lenta respiración del paciente, resultando de ello una completa liberación de la tensión.

Cuando se tratan casos similares a los que se han mencionado, no olvidar trabajar completamente los reflejos de la pituitaria y el tiroides para restaurar el equilibrio glandular. El útero, los ovarios y los tubos de Falopio deben recibir un masaje, y también la parte posterior del tobillo, a ambos lados del tendón de Aquiles. Siempre que sea posible, se incluirá un tratamiento.

18. LA PROSTATA

El problema de próstata es una condición que responde muy bien a la reflexología. La mejora suele ser evidente desde el primer tratamiento, por los intervalos entre las micciones, que van siendo progresivamente más largos con cada tratamiento. En los casos de crecimiento e incomodidad graves, si es posible habrá que dar el tratamiento dos veces por semana, continuando hasta que los síntomas remitan y la tensión se alivie.

El área del reflejo para el tratamiento se encuentra a medio camino entre el maléolo interior (o tobillo) y el os calcis (o talón). Hay que masajear el área si es posible hasta que se reduzca la sensibilidad dolorosa. Luego habrá que dar un masaje profundo hasta la parte posterior del talón a ambos lados del tendón de Aquiles.

En todos los trastornos de los testículos, debe tratar el área exterior del pie. Hay que dar el masaje a medio camino entre el maléolo exterior y el talón, y luego pasar sobre el tobillo y alrededor del área linfática para aliviar la congestión.

Los primeros síntomas de incontinencia deben tratarse en el área del reflejo de la próstata, y luego hacia adelante del pie, bajando hacia el reflejo de la vejiga. El área debe recibir un masaje completo. Cuando se da un tratamiento general a ambos pies, recuerde siempre masajear los reflejos de los riñones y suprarrenales. Es necesario el estímulo de la secreción de adrenalina para incrementar el tono muscular del esfínter de la vejiga. Deben obtenerse buenos resultados.

19. ARTRITIS

Es una enfermedad progresiva de las articulaciones que se suele dividir en dos clases: osteoartritis y artritis reumatoide. Hay variaciones de estos dos grupos.

La artritis puede tener causas diferentes. Como todos los otros trastornos, es producida por alguna condición que ha desequilibrado el cuerpo. La gran tensión física y la exposición a condiciones adversas durante un período largo inducirán la dolencia. Se sabe que en alguna ocasión los pacientes artríticos tienen poco líquido sinovial en las articulaciones, y el estado puede presentarse aun siendo muy jóvenes.

El mal funcionamiento de los intestinos y riñones puede ser una causa contributoria. La mala nutrición juega un papel fundamental. Las insuficiencias alimenticias, con ingestión inadecuada de vitaminas y minerales, preparan el camino a la enfermedad. Uno de mis pacientes, con una artritis avanzada, me dijo que había vivido en una isla durante veinte años y durante todo el tiempo sólo había bebido agua de lluvia. Tuve razones para pensar que, como en el agua de lluvia faltarían todos los minerales, tendría una privación grave de todos los elementos rastro que son tan vitales para nuestra salud.

Una causa de la artritis es la infelicidad mental. El paciente puede haber sufrido un gran pesar, o estar lleno de resentimiento y odio ante unas circunstancias u otra persona. Esa condición desequilibra la glándula pituitaria, que a su vez produce un desequilibrio en todas las demás glándulas. Es muy fácil que la pituitaria resulte dañada de este modo. Estoy pensando en un caso que ejemplifica mi creencia. Conocí a una mujer muy bella con un gran entusiasmo por todo en lo que creía, y era una ardiente defensora del vegetarianismo. Aseguraba a todo el mundo que su buena salud se debía a la dieta, y no dudo de que no fuera así. Pero por desgracia era una madre posesiva. Un día, su único hijo le dijo que se iba de casa para casarse. Su reacción a la noticia fue una intensa cólera por perderlo, y luego sintió odio por la mujer que le arrebataba a su hijo. Las emociones de esa mujer eran tan poderosas que a las pocas semanas la desarmonía de la mente se manifestó en el cuerpo en la forma de una artritis grave. Ni su saludable dieta pudo prevenir este daño en la pituitaria y en todas las glándulas endocrinas. Poco tiempo después estaba lisiada. En este tiempo me mudé a otra parte del país y dejé de verla. Espero que se reconciliara con el matrimonio de la joven pareja, y si fue así, posiblemente el pensamiento correcto restauraría la armonía de su mente.

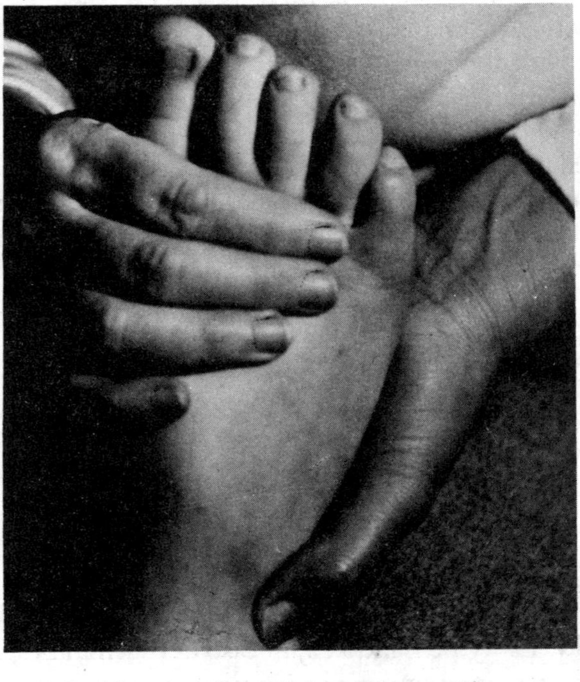

Posición para el masaje del reflejo sacro-ilíaco

El tratamiento reflejo de la artritis alivia las tensiones constituidas en las áreas inflamadas alrededor de las articulaciones, que causan el intenso dolor. Mediante los reflejos de los pies, relajamos las áreas afectadas. También hemos de trabajar para ayudar al cuerpo a liberarse de los venenos acumulados que disminuyen la resistencia y producen un desequilibrio que es el origen de la enfermedad. Tuve una paciente de noventa años que llevaba mucho tiempo aquejada de grave dolor espinal por una artritis que había tenido tras una caída en el baño. Durante un período de meses, le di un tratamiento general con atención especial a los reflejos de la pituitaria, tiroides y columna una vez por semana. El dolor espinal desapareció, así como un trastorno del colon que venía de antiguo y que, sin duda, había ayudado a inducir la artritis. También mejoró mucho la salud general de la anciana.

Procure mejorar siempre todo el cuerpo mediante el masaje de todos los reflejos de los pies, para restaurar todas las funciones. Cuando trate una espina artrítica, además del masaje general de todos los reflejos de los pies dé cuidadosamente un masaje al de la espina, trabajando con persistencia en todas las partes doloridas para aliviar la tensión. Si al cabo de unos minutos el dolor no ha remitido, pase a los reflejos del tiroides y suprarrenales, y también al reflejo sacro-ilíaco. Recuerde que estos casos requerirán tiempo, quizá tres o cuatro tratamientos, antes de que el dolor comience a remitir. No hay límite al número de tratamientos que se puede dar si el paciente lo desea. En tales casos siempre tiene el cuerpo mucha necesidad de la reflexología. Cuando haya una condición artrítica en la región de la pelvis, trabaje profundamente con los dedos y pulgares en los tejidos que rodean el maléolo interior y exterior (tobillos). Esta parte siempre estará dolorida. Extienda el masaje hacia abajo hasta el talón, y a ambos lados del tendón de Aquiles para tratar el reflejo del nervio aciático, que siempre está implicado en estos casos.

Recuerde los reflejos cruzados, y en los casos de caderas dé un masaje en los reflejos del hombro en la base del dedo pequeño. Para aliviar el dolor, pídale al paciente que se dé un masaje en los reflejos de las manos entre visita y visita. En los casos de operaciones para reemplazar una articulación de cadera, en los que ha habido mucha laceración por la cirugía extensiva, se puede ofrecer mucha ayuda con el masaje del reflejo del hombro. Contribuirá a una más rápida curación de los tejidos y ayudará a reducir la tensión del tejido cicatrizado que se haya formado. Además, cualquier masaje de reflejos aliviará el shock resultante de la operación.

20. HISTORIALES

Dolores de cabeza (un relato personal)

«Tras un accidente en el que me fracturé el cráneo, he sufrido dolores de cabeza durante más de veintidós años. A su vez afectó a la columna y al hombro. En los dos últimos años recibí un tratamiento de radio por un carcinoma de la piel alrededor del ojo derecho, que incrementó los dolores de cabeza, pues el tratamiento bloqueó un conducto lacrimal. Mi condición general era de cansancio y agotamiento casi constantemente, con gran tensión nerviosa. Habiendo oído a un amigo hablar de la reflexología decidí probar, y el 5 de julio de 1973 concerté una cita con Mrs. Bayly. Mantuve estas notas sobre mi progreso durante el tratamiento.

5 de julio de 1973. Tratamiento inicial. Le hablo a Mrs. Bayly de los dolores de cabeza, pero muy brevemente. Sin embargo, empezó a tocarme los pies y me sorprendió la precisión con que pudo decir dónde tenía los dolores; es decir, columna, hombro, senos y plexo solar. Los reflejos de los senos eran particularmente dolorosos, al igual que los de los pulmones. El tratamiento terminó a la media hora. Me sentía extremadamente calmada y relajada, lo cual no me sucedía desde hacía mucho tiempo.

El lunes 9 de julio estornudaba un poco, pero me sentía muy enérgica y viva. En lugar de tener los ojos hinchados por la congestión como anteriormente, los tenía más grandes y brillantes. Sin embargo, sentía mucho dolor en la región del plexo solar, el área que estaba siempre afectada por la tensión... una sensación casi como si tuviera *arena* en lugar de sangre... algo muy incómodo. La tos y expectoraciones me sugirieron una eliminación de la obstrucción de los pulmones.

Trabajo con tanta *calma* que no puedo creerlo. Trabajo muy bien y eficazmente sin la terrible sensación de pánico que me asaltaba últimamente.

Jueves 12 de julio de 1973. Dolor extremo en los dedos cuando me levanto, pero me siento mejor al andar.

Jueves 12 de julio (noche). Nuevo tratamiento de Mrs. Bayly. Algunas áreas más doloridas que otras. Sin embargo, como la vez anterior me vuelvo a casa alegre y relajada.

Viernes 13 de julio. Me despierto *terriblemente* cansada y siento un tremendo dolor detrás de ambos ojos. Un dolor realmente intenso, similar al que se siente cuando se aplica un emplasto en un absceso. Me siento terriblemente y me pregunto cómo podré enfrentarme a un día de trabajo. El dolor continuó y dormir era casi imposible, pues tumbada me sentía peor. Desperté el sábado por la mañana con gran dolor en los ojos, cabeza, detrás de la oreja y en la parte izquierda del cuello, por lo que decidí recibir el tratamiento médico. Fui al doctor por la mañana, y me arregló una cita urgente para el lunes en el Southend Hopital.

A última hora de la tarde del sábado el dolor comienza a desaparecer, pero empieza a salir del ojo una *espesa* descarga amarilla. Veremos cómo me siento el lunes; si el dolor ha desaparecido cancelaré la cita del lunes, pues ahora pienso que puede ser el resultado del tratamiento de Mrs. Bayly, que está eliminando la congestión de la cabeza.

Ciertamente, aparte de estos dolores de cabeza me siento muy bien y tengo mucha energía. También tengo mejor *aspecto*, habiendo perdido la terrible *palidez* que solía tener por las mañanas. Me siento alegre y tranquila, a pesar del dolor en la cabeza y los ojos.

Domingo. El dolor de la cabeza ha desaparecido completamente... aunque el ojo (izquierdo) sigue descargando pus amarillo y muy acuoso. ¡El flujo de energía es fantástico! Me levanto a las 7 de la mañana y trabajo hasta las 2 del mediodía limpiando la casa, las ventanas, jardinería y sacando al perro a pasear. Me siento muy alegre y alerta. ¡Me siento como cuando tenía 30 años! ¡Pensar que hace sólo unas semanas hubiera estado agotada a las 10 de la mañana y me hubiera tenido que sentar! Permaneceré fiel a la creencia intuitiva de que la reflexología puede ser una ayuda en mi condición y cancelaré la cita de mañana en el hospital.»

Esta señora vivía a alguna distancia de Londres y le era imposible hacer los viajes para el tratamiento, pues su hijo estaba fuera. El 20 de julio de 1973 me escribió contándome lo mucho que había mejorado, y casi dos meses después me escribía: «Sólo *un* dolor de cabeza en las cuatro últimas semanas. ¿No es maravilloso?» Me informó que había ido al hospital por lo de su ojo «aunque sentía que estaba perdiendo el tiempo, pues después de la segunda descarga estaba mejor, y me dijeron que aparte de una pequeña conjuntivitis estaba muy bien. ¡La terapia me ha hecho mucho bien!»

Problemas de espalda

El paciente era un hombre de 44 años que había sido un famoso jugador de cricket. Cuando vino a verme por vez primera estaba rígido, se movía con lentitud y su tez era muy pálida.

Se había hecho daño en la espalda y había recibido, sin resultados, mucho tratamiento ortodoxo. Le habían hecho radiografías, por las que le dijeron que tenía una artritis incipiente en las caderas, condición a la cual se debía la rigidez general.

Al iniciar el tratamiento descubrí muchos reflejos muy doloridos. Al principio tenía los pies muy rígidos, pero se volvieron más flexibles después de algunos tratamientos. La pierna derecha era la afectada por la condición de la espalda, encontrando analgesia en la zona de la parte superior del pie, como es usual. El pie carecía de tono muscular, y los dedos del pie tenían muy poca fuerza cuando le pedí al paciente que los empujara contra mi mano. *Pero el reflejo de las caderas no mostraba sensibilidad,* como hubiera sido de esperar si hubiera artritis en ellas. Había sensibilidad en el estribo ciático, a ambos lados del tendón de Aquiles y bajo el talón, pero esta condición mejoró gradualmente.

Pensé que la rigidez general se debía a la tensión excesiva de muchos años. Sin duda jugaba con tensión y ésta persistía, tanto despierto como dormido. Creo que eso produjo una reducción en la función de las glándulas del cuerpo, por la disminución del suministro sanguíneo.

Presté atención especial a todos los reflejos de las glándulas, aconsejándole ejercicios de relajación. Gradualmente el paciente recuperó la fuerza. La rigidez desapareció lentamente y mejoró el dolor del paciente. Remitió el área adormecida del pie, y con el ejercicio, el pie y los dedos se fortalecieron. Pronto pudo hacer una visita de dos días a un campo de golf junto al mar sin dolores ni incomodidades. Unas semanas más tarde pudo llevar a su propio equipo al Lejano Oriente para asistir a un gran torneo de cricket organizado con fines caritativos.

Problemas en los senos nasales

Vino a verme una señora de edad madura aquejada de una infección crónica en los senos nasales. Los ataques eran tan graves que le subía la fiebre, y se sentía tan enferma que no se arriesgaba a salir de casa durante el invierno. Mediante la infección de los conductos lacrimales, el problema pasó pronto a los ojos. El trastorno se remontaba a varios años, causándole una gran preocupación.

Al examinar sus pies descubrí que todos sus reflejos estaban en una condición extremadamente sensible, especialmente el reflejo del colon. Se trataba de un caso de extreñimiento prolongado, con lento envenenamiento del cuerpo. La válvula ileocecal era incapaz de enfrentarse a la situación, y el veneno había penetrado en los senos.

Tenía los pies tan doloridos que al principio sólo podía ejercer una presión ligerísima. Di un tratamiento concentrado en el reflejo de la pituitaria y en el de los senos en los dedos pequeños, junto con el reflejo de los pulmones y el plexo solar para aliviar la grave tensión. En todas las visitas masajeaba los reflejos del hígado e intestino delgado, trabajando con persistencia en el colon. Pasaba dos o tres veces por el reflejo del colon, y luego a la inversa desde el del ciego. Gradualmente fue disminuyendo la sensibilidad extrema, y el dolor de los senos mejoró conforme el veneno fue eliminado. Los ojos mejoraron con mayor lentitud, pero finalmente también lo hicieron. La salud general mejoró tanto que al invierno siguiente pudo hacer vida normal y salir libremente sin que el problema se reprodujera. En estos casos, siempre doy algunos consejos dietéticos para ayudar al funcionamiento normal del intestino y permitir al cuerpo que se recupere de un abuso prolongado. La salud de la paciente es excelente en la actualidad.

Hemorragia cerebral

Es la ruptura de los vasos sanguíneos del cerebro, provocándose una hemorragia. La causa puede ser tensión alta con endurecimiento de las arterias (arterosclerosis). La tensión grave en el plexo solar, producida por la cólera o la perturbación emocional, puede desequilibrar los sistemas corporales y conducir a una apoplejía. También pueden provocar este estado los esfuerzos o shocks inusuales.

Todos sabemos que los controles del cuerpo se cruzan al abandonar el cerebro. Si ha tenido lugar una hemorragia en un lado, se producirá la parálisis en el otro lado del cuerpo. El impulso reflejo no se cruza de este modo, por lo que hay que trabajar los dos pies por igual.

Si ha de trabajar con una persona que acaba de sufrir la apoplejía, hágalo lo más rápidamente posible. He descubierto que la respuesta puede ser notable. Trabajando el reflejo del cerebro en los dos dedos gordos de los pies, además de otras áreas importantes, podrá ayudar considerablemente la circulación. Así se previene la coagulación y se reduce la presión de la hemorragia en un área encerrada.

La reflexología inmediata ayuda al funcionamiento de la circulación y al suministro del oxígeno de la sangre a las células cerebrales, con lo que el paciente muestra signos de recuperación y la parálisis se previene. Con estos medios, una amiga mía de los Estados Unidos salvó a su marido de convertirse en un inválido. El era un alto ejecutivo a pesar de su mala salud y de que sólo tenía un riñón. Una tarde que estaban solos en casa sufrió un ataque y no pudieron encontrar un médico. La esposa tenía algunos conocimientos de reflexología, aunque no estaba entrenada. Rápidamente le quitó los zapatos y comenzó a darle masajes en los pies. Le dio un tratamiento completo. Al día siguiente vino un practicante en reflexología y trató al paciente. El doctor vino dos días después y al ver la condición del enfermo exclamó: «¡Ha hecho usted un milagro! Al dar un masaje rápidamente a sus pies ha mantenido la circulación sanguínea por el cerebro, de modo que las células han podido recibir el oxígeno necesario. Me alegra decirle que no va a sufrir parálisis alguna.» Así fue, y al cabo de algunas semanas el paciente pudo reanudar su atareada vida de negocios.

Una vez pude tratar a un hombre de edad avanzada casi inmediatamente después de tener el ataque de apoplejía. Al llegar yo parecía muy enfermo y de mal color. Había perdido el control del lenguaje y sus ojos no podían enfocar. Le di el siguiente tratamiento: masajeé el reflejo del cerebro en los dedos gordos de los pies y el reflejo de la pituitaria, además de los de las cervicales para impedir la aparición de tensión en la parte trasera del cuello. También le di masaje en el reflejo del corazón para aumentar la circulación, y en el reflejo del plexo solar para relajar al paciente. Al cabo de veinte minutos había perdido el color azul de su rostro y podía hablarme. Enfocaba los ojos en mi rostro con facilidad.

Cuando trate un caso así recuerde lo que el paciente está experimentando. Debe ser una experiencia terrible tener conciencia de que no puede hablar o moverse. Se puede ayudar mucho hablándole con suavidad mientras se le trata. Hágalo siempre así, porque el sentido del oído es el último que se pierde. Sólo con decirle al paciente que le vas a ayudar a recuperarse ya lo estás haciendo.

Permítaseme decir aquí lo equivocados que están quienes al lado del enfermo empiezan a hablar sobre él. La capacidad de audición es a menudo más aguda cuando se está enfermo. Siento decir que he visto cometer este grave error en enfermeras, que discutían la enfermedad como si el paciente fuera un objeto inanimado en lugar de una persona viva.

En los casos en que la apoplejía se hubiera producido algo antes, será necesario trabajar los reflejos durante cierto tiempo. Se obtienen muy buenos resultados si se da el masaje durante un período de tiempo apropiado. Un colega me contó el caso de una mujer que había sufrido tres apoplejías, y dicho caso es un ejemplo de la utilidad de la reflexología aun aplicada al cabo del tiempo. Había tenido el último ataque veinte meses antes, quedándose paralítica del brazo y la pierna. Necesitaba ayuda para ir de una habitación a otra. Se inició un tratamiento semanal. El esposo aprendió a darle masajes en los pies entre las visitas del reflexólogo. Se recuperó tanto que pudo viajar sola en autobús.

La mala salud en la vejez

Una señora de setenta y nueve años sufría de acrocianosis en manos y pies. El trastorno se acompañaba de temblor y una apariencia general de debilidad. Inició un tratamiento de intervalos semanales y su salud mejoró gradualmente. El color azul de las manos y pies desapareció totalmente.

La paciente dijo que antes del tratamiento reflexológico sufría de descarga de sangre por la vejiga. El doctor aseguró que a su edad no se podía hacer nada por aliviar el problema. Con el pregreso del tratamiento desapareció gradualmente la hemorragia de la vejiga, a causa de la mejoría de la salud general. El masaje regular de los reflejos linfáticos superó sin duda la infección crónica y estimuló la lucha contra dicho estado.

La apariencia general mejoró mucho. Caminando con más rapidez y su mente estaba más alerta. Su gratitud era abrumadora, pues el doctor le había dicho repetidamente que no podía hacer nada por ella a su edad.

Una señora de setenta años se encontraba en un estado de salud muy bajo. Siempre había estado delicada. Estaba casi sorda del oído derecho como resultado de una operación de mastoides que le hicieron de niña. Tenía una curvatura espinal que requería un corsé médico. También había perdido la vista del ojo derecho. Los pulmones se encontraban en mala condición por un ataque mal cuidado de neumonía que había tenido diez años antes de que la tratara. Cuando respiraba se producía una pequeña expansión de los pulmones. Cuando trataba de respirar más profundamente, se escuchaba el sonido burbujeante de la mucosidad. Tenía acrocianosis en manos y pies. Los riñones y vejiga funcionaban muy mal. Como en el caso anterior, la vejiga descargaba sangre. El examen del hospital confirmó que la hemorragia provenía del tracto urinario.

Se inició el tratamiento, que continuó durante un período de meses. La mejora era gradual pero constante. El color de las manos y pies recuperó la normalidad. El lado derecho del cuerpo, que siempre había sido débil, se fortaleció, y dejó de dolerle el pie derecho. Realizó unos ejercicios de respiración simples recomendados y la respiración mejoró considerablemente. También desapareció la hemorragia de la vejiga. La paciente se puso más erguida y la respiración siguió mejorando. Se puso más fuerte y dejó de estar deprimida. También parecía varios años más joven.

Esclerosis diseminada

Traté a una señora de treinta años. Me dijo que le habían diagnosticado esclerosis veinte meses antes, en un hospital en donde la describieron como una paciente típica de la enfermedad en sus primeras fases. Sus síntomas eran adormecimiento de pies y piernas y una sensación de tirantez en las caderas.

Al principio del tratamiento me di cuenta de que no había flujo de energía, pero al final sentí que había un cambio. Le pregunté que si en la visita al hospital el especialista había pasado algún instrumento afilado por sus pies. Me dijo que así había sido, pero que ella no sintió nada. Entonces le pasé la uña por la planta del pie y respondió vivamante, sorprendiéndose de haberlo sentido.

Proseguimos el tratamiento, al principio dos veces por semana y luego una vez durante un período de dos o tres meses. Al final había desaparecido el adormecimiento de pies y piernas y se encontraba muy bien.

Sabemos que en estos casos hay a veces remisiones, pero si fue una remisión lo fue muy importante.

Enfermedad de Parkinson

Vino a verme un hombre de setenta y siete años de edad que esa misma mañana le habían diagnosticado un caso de Parkinson. Presentaba todos los síntomas usuales, tenía rigidez y se movía con lentitud. Al principio le traté dos veces por semana, y luego una vez. Respondió muy bien al tratamiento, recuperando la fuerza y estando más alerta mentalmente. Finalmente la rigidez de los hombros desapareció y pudo moverse con libertad. Reanudó su vida normal. Murió a los ochenta años sin que volviera a presentársele el problema.

Tratamiento:

Cuando trato algún tipo de parálisis, siempre doy un masaje extra en el área del dedo gordo, trabajando mucho la punta del dedo y bajando luego por los lados, de modo que todos los reflejos del cerebro reciban estimulación. Luego presiono el área del cuello del dedo, especialmente el reflejo cervical. Sigo lentamente por la espina, con una presión profunda pero cuidadosa. Al llegar al cóccix, doy un masaje de prueba esperando la reacción, si la hay.

Luego doy un masaje general de los pies, preguntando al paciente el área de sensibilidad de las áreas de adormecimiento experimentadas. Antes de terminar el masaje, las áreas de la cabeza y columna reciben brevemente nuevo tratamiento.

Trato de ver al paciente dos veces por semana hasta que exista una buena respuesta al trabajo. Luego es suficiente una vez por semana, aunque la recuperación pueda ser lenta.

Magulladuras extremas

Hace algún tiempo tuve que ir a ver a una señora que se había caído por las escaleras. Llevaba paquetes con ambas manos, por lo que cayó de frente dándose en el rostro. El golpe contra los escalones le fracturó el cigoma. Toda la carne del área por encina de la fractura quedó terriblemente dañada, pero no se podía hacer nada quirúrgicamente. Tenía que curarse por sí sola. Lo más doloroso era que los tejidos dañados se habían adherido al hueso. Le producía mucha tensión y dolor.

La traté el shock trabajando los reflejos del plexo solar y glándulas endocrinas. Para la propia herida, le di masaje en el área correspondiente al rostro en el interior de los dos dedos gordos. Luego le di un tratamiento general muy completo en ambos pies. Se sintió aliviada incluso desde el primer tratamiento. En los tratamientos siguientes, el área oscura de la magulladura de la mejilla fue decreciendo. Por fin se recuperó totalmente.

Problemas de los pies

Vino a tratarse un hombre que sufría gran dolor en los pies desde hacía veinte años. En realidad había tenido problemas con los pies desde que estuvo en el ejército italiano en la guerra, cuando marchar con las pesadas botas era una tortura para él. Descubrí que con el menor movimiento sus pies se ponían rígidos y duros, pero que la piel era suave. El tono muscular era deficiente. Al relajarse con el masaje, los pies se volvían más flexibles. El arco del pie izquierdo estaba caído. Encontré dolor en los reflejos de la columna, por una herida que se había hecho unos años antes levantando un piano.

Recibió tratamiento en ambos pies, con especial atención a la zona del plexo solar. Luego manipulaba los pies para que tuvieran más flexibilidad. Le puse una pequeña almohadilla adhesiva en ambos pies para ayudar a los arcos débiles y corregir la postura. Sintió un gran alivio desde el primer tratamiento. A las dos o tres visitas declaró que no sentía ningún dolor, por primera vez en todos aquellos años.

Artritis

Un reflexólogo de Belfast, que tiene mucho éxito, me contó el caso de un hombre de edad avanzada que sufría de una artritis crónica y grave de la rodilla, que le impedía subir las escaleras y le mantenía despierto por la noche. Recibió un tratamiento semanal durante casi tres meses sin notar cambio alguno, hasta que luego el estado respondió al tratamiento, la rodilla dejó de dolerle y mejoraron las condiciones secundarias, como un estado catarral. Estaba tan complacido y se sentía tan bien que telefoneó a su hija para que le esperara por navidades. Este reflexólogo dice que sólo la reflexología restauró el equilibrio natural de su cuerpo, pues el paciente se había negado a seguir cualquier otro tipo de tratamiento. Es un caso claro de la virtud de un trabajo paciente sobre un caso crónico. Este practicante dice que nuestro lema debería ser «Sigue presionando».

Problemas renales

Otro caso interesante me lo contó una estudiante de Ginebra. Había tratado a un hombre aquejado de una dolencia renal grave y persistente en el tiempo. También se quejaba de dolor en los pies, y decía que se le estaban volviendo más pequeños. El examen reveló que las plantas de los pies mostraban un tejido duro y contraído sobre los reflejos de los riñones, uréter y vejiga. Tras una serie de tratamientos reflexológicos, mejoró la condición renal y el tejido contraído se relajó y desapareció.

Eccema y asma

Una señora de Gales me pidió que ayudara a su hija de cinco años y medio, que había sufrido un eccema infantil casi desde el nacimiento, y asma desde los dos años de edad. Le recomendé una reflexóloga muy buena que vivía en North Wales, a unas cuarenta millas de distancia. Llevó a la niña para que la tratara una vez por semana y el tratamiento tuvo mucho éxito.

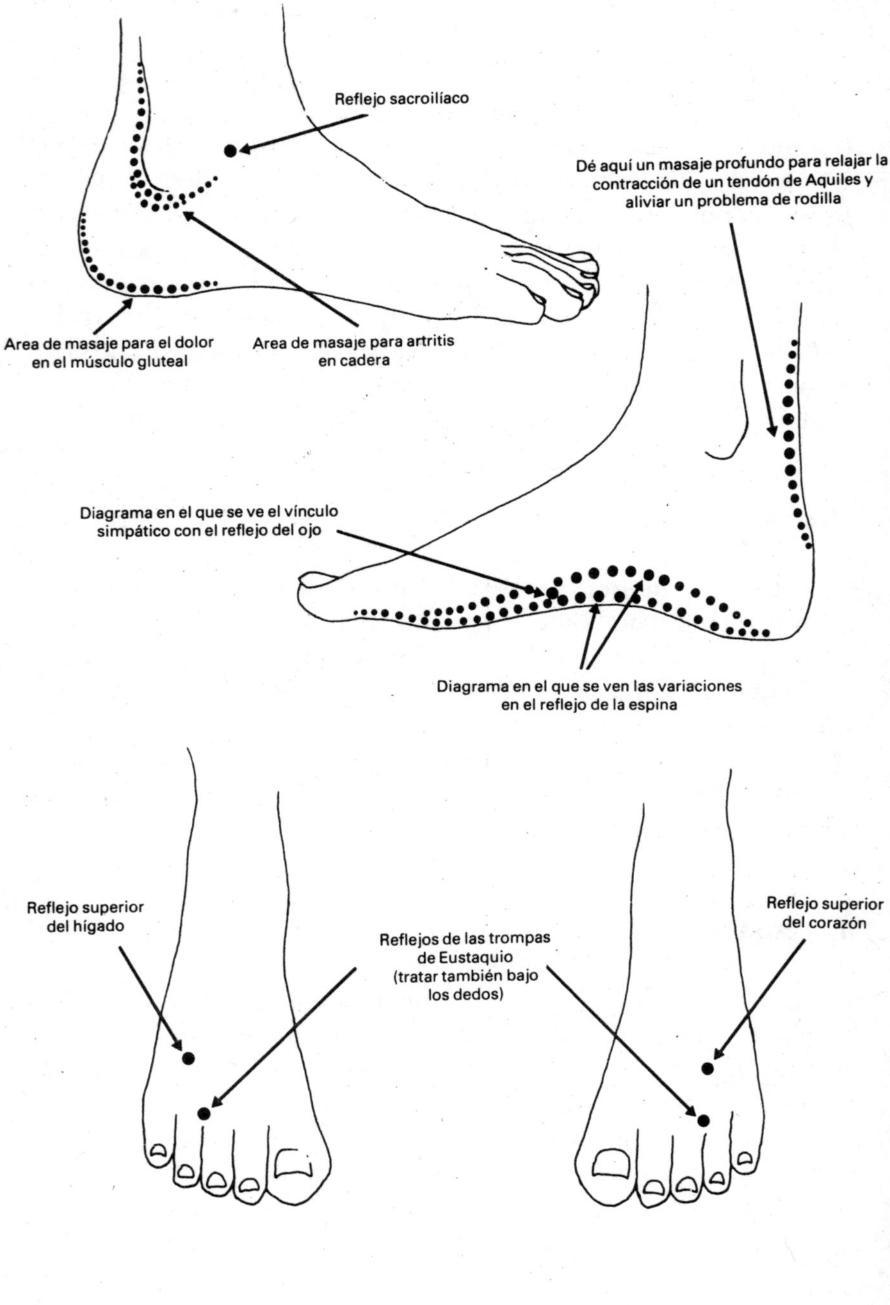
Reflejo sacroilíaco
Dé aquí un masaje profundo para relajar la contracción de un tendón de Aquiles y aliviar un problema de rodilla
Area de masaje para el dolor en el músculo gluteal
Area de masaje para artritis en cadera
Diagrama en el que se ve el vínculo simpático con el reflejo del ojo
Diagrama en el que se ven las variaciones en el reflejo de la espina
Reflejo superior del hígado
Reflejos de las trompas de Eustaquio (tratar también bajo los dedos)
Reflejo superior del corazón

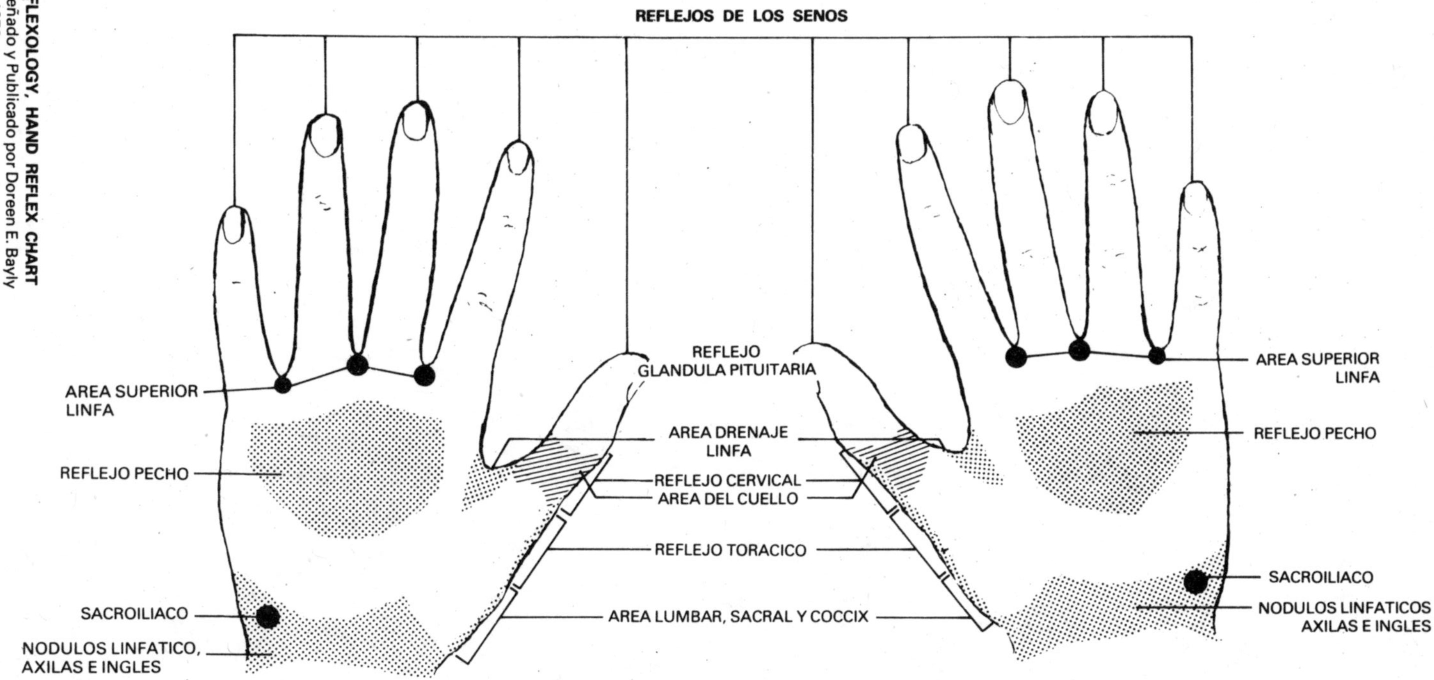

REFLEXOLOGY, HAND REFLEX CHART

Diseñado y Publicado por Doreen E. Bayly

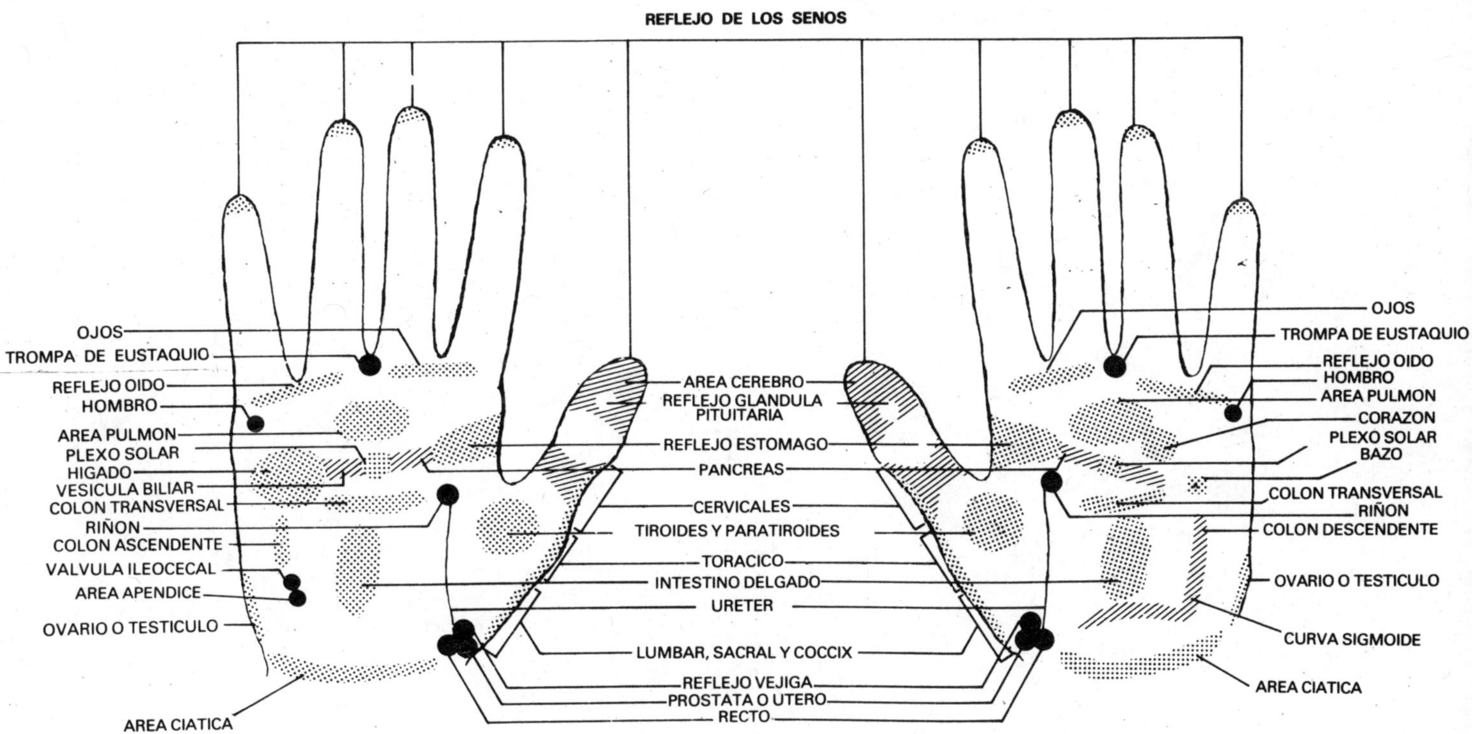
REFLEJO DE LOS SENOS
OJOS
TROMPA DE EUSTAQUIO
REFLEJO OIDO
HOMBRO
AREA PULMON
PLEXO SOLAR
HIGADO
VESICULA BILIAR
COLON TRANSVERSAL
RIÑON
COLON ASCENDENTE
VALVULA ILEOCECAL
AREA APENDICE
OVARIO O TESTICULO
AREA CIATICA
AREA CEREBRO
REFLEJO GLANDULA PITUITARIA
REFLEJO ESTOMAGO
PANCREAS
CERVICALES
TIROIDES Y PARATIROIDES
TORACICO
INTESTINO DELGADO
URETER
LUMBAR, SACRAL Y COCCIX
REFLEJO VEJIGA
PROSTATA O UTERO
RECTO
OJOS
TROMPA DE EUSTAQUIO
REFLEJO OIDO
HOMBRO
AREA PULMON
CORAZON
PLEXO SOLAR
BAZO
COLON TRANSVERSAL
RIÑON
COLON DESCENDENTE
OVARIO O TESTICULO
CURVA SIGMOIDE
AREA CIATICA

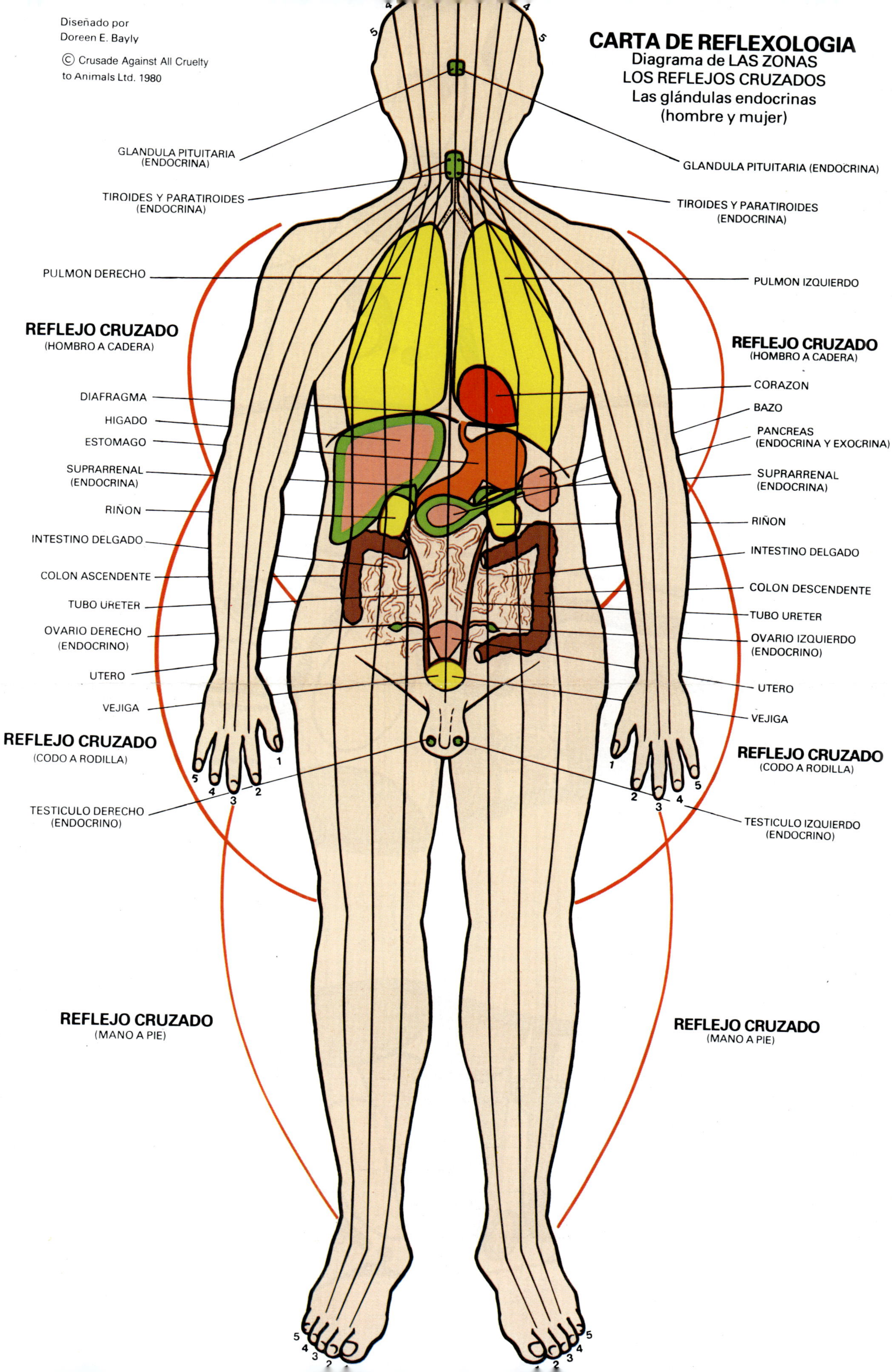
Diseñado por
Doreen E. Bayly
© Crusade Against All Cruelty
to Animals Ltd. 1980
CARTA DE REFLEXOLOGIA
Diagrama de LAS ZONAS
LOS REFLEJOS CRUZADOS
Las glándulas endocrinas
(hombre y mujer)
GLANDULA PITUITARIA
(ENDOCRINA)
GLANDULA PITUITARIA (ENDOCRINA)
TIROIDES Y PARATIROIDES
(ENDOCRINA)
TIROIDES Y PARATIROIDES
(ENDOCRINA)
PULMON DERECHO
PULMON IZQUIERDO
REFLEJO CRUZADO
(HOMBRO A CADERA)
REFLEJO CRUZADO
(HOMBRO A CADERA)
DIAFRAGMA
HIGADO
ESTOMAGO
SUPRARRENAL
(ENDOCRINA)
RIÑON
INTESTINO DELGADO
COLON ASCENDENTE
TUBO URETER
OVARIO DERECHO
(ENDOCRINO)
UTERO
VEJIGA
CORAZON
BAZO
PANCREAS
(ENDOCRINA Y EXOCRINA)
SUPRARRENAL
(ENDOCRINA)
RIÑON
INTESTINO DELGADO
COLON DESCENDENTE
TUBO URETER
OVARIO IZQUIERDO
(ENDOCRINO)
UTERO
VEJIGA
REFLEJO CRUZADO
(CODO A RODILLA)
REFLEJO CRUZADO
(CODO A RODILLA)
TESTICULO DERECHO
(ENDOCRINO)
TESTICULO IZQUIERDO
(ENDOCRINO)
REFLEJO CRUZADO
(MANO A PIE)
REFLEJO CRUZADO
(MANO A PIE)

:ARTA DE REFLEXOLOGIA

señada por Doreen E. Bayly
Crusade Against All Cruelty to Animals Ltd. 1980

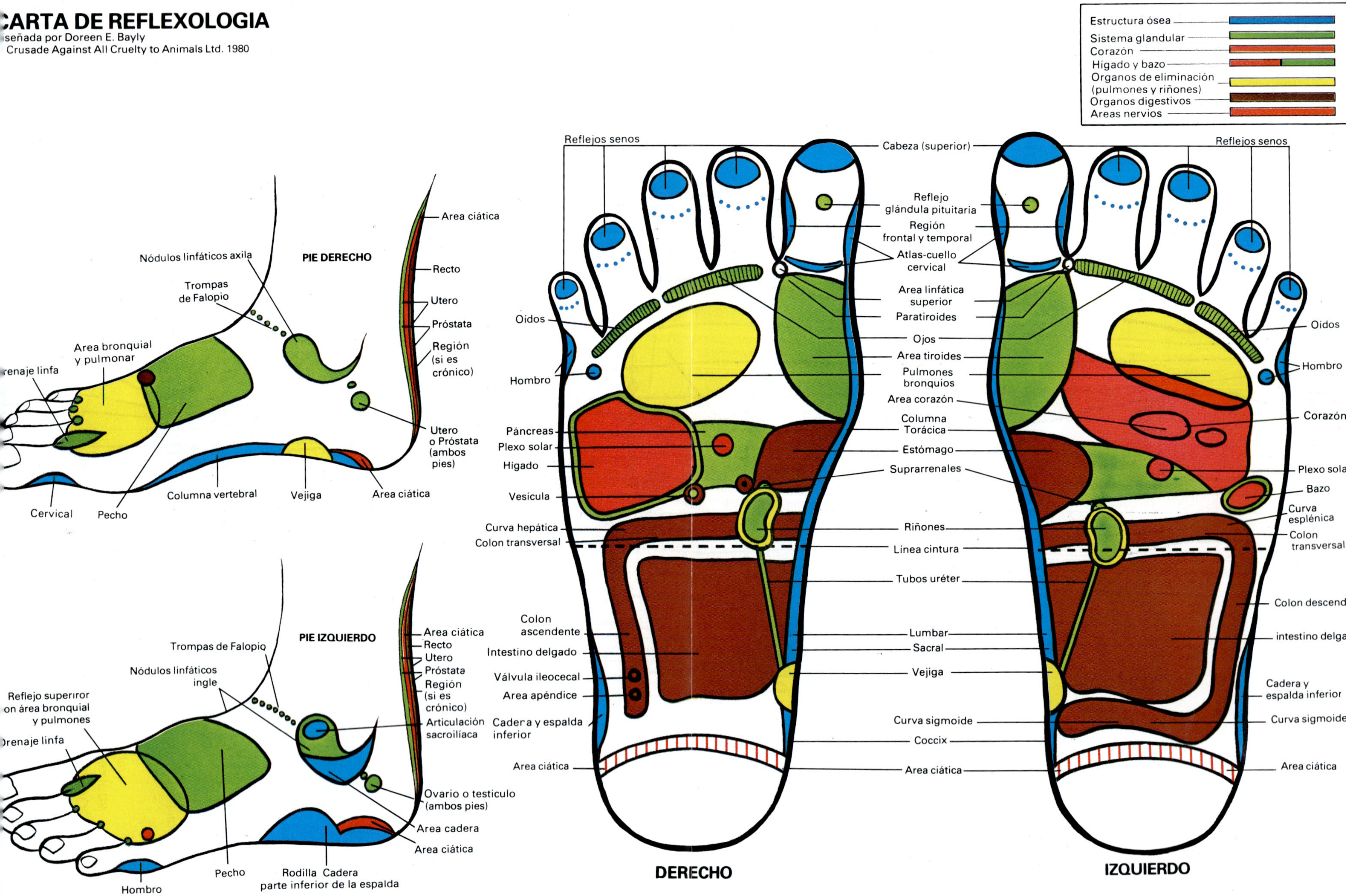